山本健人
YAMAMOTO Takehito

患者の心得

高齢者とその家族が
病院に行く前に知っておくこと

時事通信社

はじめに

今から2年ほど前のことです。私のスマートフォンに1通のメールが入りました。「おじいちゃんが倒れた」。母からでした。その日、私は出張のため地元関西から東京に来ていました。私の祖父は80代後半と高齢ではあるものの、それまで一人で買い物や家事などができ、何一つ不自由なく自力で生活できていました。祖父に一体何があったのか？

すぐに母に電話をして詳細を聞いてみると、祖父は自宅でよろめいて転倒し、その際につかんだ小さな食器棚が倒れ、左腕がその下敷きになったというのです。自力で起き上がることができず、動けない状態で1日近く経過したところで、マンションの管理人が祖父を発見して救急要請した、とのことでした。祖父の腕は長時間圧迫されていたことで、コンパートメント症候群を起こしていました。

コンパートメント症候群とは、腕の中の組織が腫れたり周囲に出血したりすることで、これが狭い空間の中を通る神経や血管を圧迫してしまう状態です。場合によっては、腕が永久にまひしたり、筋肉が壊死《えし》したりすることで切断を余儀なくされることもあります。祖父は生死をさまよったのち、全身麻酔手術を合計3回受けました。

急性期病院に1カ月入院したのち、近隣のリハビリ病院で2カ月を過ごし、自宅に戻りました。左腕は何とか切断を免れたものの、ほとんど動かなくなってしまいました。

ところが、問題はそれだけではありませんでした。

❖生活力を大きく失った祖父

祖父のけがは左腕だけでした。しかし、度重なる全身麻酔手術と、病院での長期にわたるベッド生活により、自力での歩行ができなくなりました。自宅用と外出用に車椅子を2台用意し、完全に車椅子生活になっています。自宅を改造して介護ベッドを導入し、手すりを備え付けました。入浴は週2回のデイサービス、排せつは何とか自力でできる状態です。

80代後半という年齢を疑われるほど元気に生活していたはずの祖父が、ただ一つのけがにより、このたった数カ月で大幅に生活力を失ったのです。しかし私は幸か不幸か、この祖父の変化に驚きを感じませんでした。同じような方々を、もう数え切れないほど見てきたからです。

❖高齢者の入院は大きなリスク

元気で自立した生活を送っていても、高齢者の体は年齢相応に老いています。一見すると若い人に匹敵するくらい元気な方でも、高齢者の健康は極めて微妙なバランスで保たれているのです。小さなけがが、病気による入院や手術がきっかけで、驚くほどに生活力を失ってしまうケースは多々あります。

普段元気なだけに、こうした事態を予想していないご家族の方は、

「入院したらこんなことになってしまった。ちゃんと治療してくれたのか」

「こんなことになるくらいなら、手術など受けなければよかった」

と言って、医療に対して不信感をあらわにすることもありますが、これが高齢者特有の現象なのです。こういう状態のことを、医療現場では「高齢者は予備力が低い」と表現します。

けがや病気が起こった部位とは直接関連のない部分に障害が出る、ということもしばしば経験します。祖父のけがは左腕だけでしたが、結果的に自力で歩行できなくなってしまいました。中には、大きなおなかの手術による体への負担がきっかけで、入院中に脳梗塞を起こしたり、肺炎を起こしたりする方もいます。

もともと認知機能がしっかりした方でも、入院を契機に認知症を発症したり、寝たきりになってしまったりすることもあります。若い方ならすぐに立ち直れるような副作用や合併症（手術後に起こるさまざまな問題）が、命取りになることもあるのです。

私は高齢者が入院する際には必ず、治療がうまくいっても、

（1）体の状態は一段階落ちる可能性がある
（2）入院を契機に他の病気を発症する可能性がある
（3）寝たきりになったり、認知症を発症したりする可能性がある

ということを説明します。そして、生活力の低下を少しでも軽くするため、ご高齢の方が入院する際は、可能であればご家族と歩行練習をしたり、一緒に会話をしたりすることが望ましいと伝えます。

もちろん高齢者であっても、入院前とほぼ同じ状態に回復し、元の生活に戻れる方もいます。ただ、ご本人もご家族も、高齢者の「予備力の低さ」というリスクを十分に知っておき、心の準備をしておくことが大切なのです。

このように、高齢者が病気と向き合い、病院を利用するときは、若い頃とは異なる注意が必要になります。このことは、高齢者ご本人だけでなく若いご家族の方も十分に知っておかねばなりません。

本書では、高齢者と医療をテーマに知っておくべき知識を分かりやすくまとめています。

誰しも加齢に抗うことはできません。いつかは誰もが「高齢者」になります。今高齢者と呼ばれる方や、高齢者を家族に持つ方だけでなく、あらゆる年齢層の方に本書の内容を知っていただき、みなさんがうまく加齢と付き合う一助となれば幸いです。

「患者の心得──高齢者とその家族が病院に行く前に知っておくこと」

第3章 病院でよく見る患者さんの〝誤解〟

第4章　知っておくべき薬の知識

第7章 正しい医療情報の見極め方 211

装幀　花本浩一（麒麟三隻館）
本文デザイン　永山浩司（麒麟三隻館）

第1章

高齢者特有の注意点

若い人より病気は悪化しやすい

高齢者には、若い人と全く同じ病気にかかっても重症化しやすい、という特徴があります。これは「はじめに」でも書いた通り、「予備力が低い」ためです。

誰しも歳をとると病気への抵抗力が落ちてきます。たとえば、体の中に細菌やウイルスのような病原体が侵入した際、これに対抗する免疫の機能が低下しているため、病原体が増殖し広がるのを許してしまいます。

また、高齢者の場合は、体に起きたトラブルを解決し、傷を修復しようとする「治癒力」も年齢と共に低下しています。薬などによる治療は、あくまで自分の体が病気から自然に回復するための「お手伝い」に過ぎません。よって若い人と同じような治療を行っても、うまく回復できない、という問題がしばしば起こります。

幼い子や孫をお持ちの方なら誰しも、彼らの擦り傷や切り傷があっという間に治る様子を見て驚いた経験があるのではないでしょうか。実際、切り傷を病院で縫った後に抜糸するまでの期間は、幼い子どもより高齢者の方が長くなる傾向があります。

傷の縫合は、あくまで糸を使って「傷の縁を寄せておく」という作業に過ぎません。最終的に「糸がなくても傷が開かない状態」にするには、断裂した皮膚が体の持つ治癒力によって自然とくっつかねばなりません。皮膚にできた隙間を埋めるように組織が再生しないことには、糸を抜くわけにはいかないということです。高齢者は若い人より、こうした再生力が衰えている分、治癒までにかかる時間も長くなりがちです。

そして高齢者の場合、**外傷に限らず、全ての病気について、一事が万事、同じことが言えます。**

現在、日本人の死因の4位は肺炎ですが、この多くは高齢者が占めています。現在の医療レベルであれば若い人が肺炎で亡くなるケースは少ないのですが、高齢者の場合は同じ肺炎でも重症化し、命を失うリスクが高くなるのです。

高齢者とそのご家族は、このような「加齢が及ぼす影響」をしっかり理解しておく必要があります。

同じ病気でも長期戦になりうること、そして、場合によっては予想もしないスピードで病気が悪化するケースもあるということを知っておき、いつも身構えておかねばなりません。

高齢者は症状が出にくいこともある

若い人より高齢者の方が病気が悪化しやすい理由に、「受診が遅れがち」であることも挙げられます。

なぜでしょうか?

まず、高齢者は若い人より、同じ病気でも症状が軽いことが多い、という点が挙げられます。若い人であれば、動けないほどお腹が痛む腹膜炎でも、高齢者だと軽い腹痛で済んでいる、ということはしばしばあります。また、若い人なら高い熱が出るような病気でも、高齢者だと平熱で済んでいる、というケースもあります。

患者さんが病気に気づき、受診の必要性を感じるのは、ひとえに〝自覚症状があるから〟で

す。自覚症状がない、あるいは軽い、という場合は、治療の必要性を自分で認識することは難しいのです。

このことが受診を遅らせ、適切なタイミングで治療を始めるのを難しくします。早くに治療を始めていれば問題なく治っていたかもしれない病気と、結果的に長い間付き合うことになってしまうのです。

また、ひとり暮らしの高齢者の場合、受診したいと思っても必要なサポートが得られにくい、という難点もあります。

痛みや息苦しさなどの強い症状のせいで動きたくても動けない、という状況に陥った時、ひとり暮らしだとすぐに頼れる人がいません。近くにかかりつけのクリニックがあっても、そこまでたどり着くことすらできない、ということもあります。

救急車を呼ぶべきか悩んでも、「この程度で救急車を呼んでもいいものか」と悩んでしまい、なかなか身動きが取れないこともあります（救急車の呼び方については後で詳しくまとめます）。

若い家族と一緒に住んでいれば、家族の協力を得て自家用車やタクシーで一緒に病院に行くことができますが、ひとり暮らしだとそういうわけにはいきません。こうして、ますます病状が悪化してからの受診になってしまうのです。

独居高齢者の場合は、何かあった時のコンタクトの仕方を普段から家族との間で決めておくことが大切です。「何か健康上の問題が起きた時に、誰にどういう順番で連絡をするか」「一定期間連絡がなかったら（とれなかったら）誰がどう動くか」といったことを、事前に相談しておくのです。

さらに、認知症を持つ高齢者や、脳梗塞や脳出血など脳神経の病気の後遺症で意識に障害がある高齢者もいます。こうした方々の場合、病気が悪化していても自分では気づきにくい、気づいても他の人に訴えづらい、という問題があります。

実際、本人は異常を感じていないものの、周囲のご家族からの「いつもと様子が違う」という報告をきっかけに検査をした結果、大きな病気が見つかる、というケースもよくあります。

むろん、意識がはっきりしていて何の持病もない若い方であっても、自分の体に起きた異変を自力で分かりやすく説明すること自体、そもそも難しいでしょう。高齢者の方は、特にこの点で苦労することがある、という点に注意が必要です。

病院に通うだけでは本当の安心は得られない

「本当に病院に行くべき症状なのかは分からないが、不安を解消したいのでとりあえず病院に行く」という患者さんは多くいます。医師に診てもらえるとなんとなく安心できる、という人もいるでしょう。

特に日本は国民皆保険制度によって医療費の自己負担が非常に安く、この傾向は高齢者に顕著です。そのおかげで、些細なことでも必要性を吟味することなく頻繁に医療機関を利用する人が多く、待合室が高齢者の談話室のようになっていて、

「今日は○○さん来ないのかしら」

「そうそう、今日は体調が悪くて来られないらしいのよ」

という会話がなされている、といった嘘のような本当の話もあります。

もちろん、病気に対して不安を抱える患者さんに寄り添い、不安を軽くする、というのも医師の大切な仕事です。それは医師の存在意義の一つと言ってもいいでしょう。患者さんの「不安な気持ちを医師に聞いてもらいたい」という動機を否定するつもりはありません。

一方で、必ずしも病院に行く必要がない時に病院に行くことには、大きなデメリットがある、ということも知っておかねばなりません。

たとえば、病気の人がたくさんいる空間に長居することで、他の患者さんがかかっている感染症がうつるリスクがあります。風邪やインフルエンザのような感染症の流行期は特に、病院の待合室にいることそのものに大きな感染リスクがあります。

また、複数の医師から多くの薬を処方してもらうことで、かえって「ポリファーマシー」という問題が起きることもあります。ポリファーマシーとは、多くの薬を飲むことによって起こるさまざまな問題のことですが、これについては後で詳しく述べます。

いずれにしても、**「病院に行くことのデメリットよりメリットの方が上回る場合のみ病院を利用する」という姿勢が求められるのは間違いありません。**

そこで病院を利用するコツとして意識しておくべきなのは、

「いつもなるべく早く病院に行くようにする」

ではなく、

「どのタイミングを狙って病院に行くべきかを医師から聞き出しておく」

ということです。

病院に行った時に、

「今回の受診は適切だったたか。次はどういうことに心がければいいか」

「次にどんな症状が出た時に受診するのがいいか」

を医師からきちんと聞き出しておくのです。

毎回「安心感」をもらうことだけを目的に病院に行き、結果として何となく「安心感」を手に入れた気持ちになり、

「次も早めに病院に行こう」

とだけ振り返るのは、本人にとっても医師にとってもメリットは大きくありません。

もちろん、不要な受診を減らすことは、本当に医療を必要とする人に十分なリソースを割くためにも重要です。いつ自分が「本当に医療を必要とする人」になるか分かりません。

健康保険制度というセーフティネットをみんなで支えるためにも、それぞれが病院を賢く利用する必要があるのです。

「加齢は病気の一部」という考え方

歳をとればとるほど、医療だけでは解決できない問題が増えてきます。

たとえば、「慢性的な関節痛や腰痛がある」「何となく疲れやすい」といった、「特に病気とまでは言えない体の不調」を抱える高齢者は多くいます。こうした不調の原因が、明らかに治療が必要な病気にあるのなら、医療によって解決できる可能性は高いでしょう。

適切に病名をつけてもらい、必要な薬を飲んだり、手術を受けたりすることでこうした不快な症状から逃れられるかもしれません。

一方で、この不調の原因の大部分が「加齢」にある、というケースは高齢者によくあります。表現は少し悪いのですが、「歳をとることで体のいろいろな部分に〝ガタがきている〟」と考えると分かりやすいかもしれません。

電化製品や自動車など、どんなモノでも長年使っていると「単純な修理だけでは治せない不調」が現れてきます。**ヒトの体がそうした「経年変化」から免れるわけにはいきません。**

モノであれば、修理で問題が解決できる段階と、そろそろ買い替えを検討すべき段階があるのは誰しも理解できるでしょう。ヒトの体を買い替えるわけには行きませんから、そうなると、「ちょっとした不調」「少ししんどくて不便な状態」をうまく〝いなし〟つつ、上手に付き合っていく必要があります。

また、日本人の平均寿命は85年前後ですから、電化製品や自動車と比べると「耐用年数」がやや長い程度です。当然ながら、常に新品のごとく高いパフォーマンスを維持することはできません。

見た目では若々しくみえる高齢者でも、体は経年変化に正直に従っています。私もよく高齢患

者さんやご家族の方に、

「長い間使ってきたお体ですから、どこに不調が現れてもおかしくありませんよ」

といった表現を使います。

むろん、医療には「体を若返らせる力」はありませんが、「加齢に起因する不調」と上手に付き合うお手伝いをすることはできます。高齢者にとって、100%の体を求めることはできませんし、求める必要もありません。「どのあたりに落とし所を持ってくるか」を医師とうまく相談する必要があるのです。

薬や薬局との付き合い方

高齢者の中には、非常にたくさんの薬を飲んでいて、「薬を飲むだけでお腹がいっぱいになってしまう」と悩んでいる方がいます。さまざまなクリニックや病院から多くの薬をもらい、10種類以上に膨れ上がっている人もいます。

どれもが必須の薬であるなら仕方ないのですが、実際には必ずしも必要とは言えない薬を飲み続けていたり、飲み合わせの悪い薬が重なってしまい、副作用が予想以上に増強してしまったりしていることもよくあります。

多くの薬を飲むことによって起こるこうした問題のことを「ポリファーマシー」と呼びます。「ポリ」とは「たくさんの」、「ファーマシー」とは「薬剤」という意味です。高齢者医療において、近年よく問題として挙げられる言葉です。

なぜこうした問題が起きるのでしょうか？

理由はいくつかあります。

まず一つ目は、何より「薬によって問題を解決したい」と考える患者さんが多いことです。

たとえば、糖尿病や高血圧、脂質異常症（コレステロールや中性脂肪が高い状態）のような生活習慣病の薬を使用する患者さんの数は膨大です。確かにこれらの病気は動脈硬化を引き起こし、ひいては脳梗塞や脳出血、心筋梗塞のような大きな血管のトラブルを引き起こす恐れのある病気です。当然、医学的に薬の内服が必須である患者さんは多いでしょう。

しかし、生活習慣病の治療は「薬だけ」ではありません。むしろ治療の軸となるのは、生活習慣の改善、すなわち栄養療法や運動療法です。

たとえば、日本動脈硬化学会が発行する医師向けの「脂質異常症診療ガイド　2018年版」には、脂質異常症の治療について、

「安易な薬物療法導入は厳に慎むべきである」

と明記されています。

薬の使用は、医療行為の中では本来「なるべく避けたい行為」です。どちらかというと、医師はいつも「薬以外の方法で治せないか」を考えています。患者さん側としても、薬以外の解決策を医師から聞き出すことが大切ですし、薬を使用するとしても、同時に適切な自己管理を行い、薬を減らすことを目指す必要があります。

「念のため薬をもらっておきたい」「薬さえもらえば満足できる」と考えるのは禁物です。当然ながら、医師の側にも「安易な薬の処方を避ける」という意識が大切なのは言うまでもありません。

また、ポリファーマシーが起こる原因の二つ目に、患者さんが「たくさんの医療機関を掛け持ちしていること」があります。

近くのクリニックをいくつか併用し、かつ大きな病院にも同時にかかっている、というケースはよくあります。すると、それぞれの医師がベストな処方をしていたとしても、患者さんの体をトータルで見ると「ベストではなくなっている」ということがあるのです。

多くの医療機関にかかっていると、医師側としても飲んでいる薬の全体像が把握しにくくなってきます。まさに、「船頭多くして船山に登る」という状態です。

そこで誰かが「しきり役」になる必要があります。内科系のクリニックを掛け持ちしている人は、どこか一つを「かかりつけ医」と決めることが解決策の一つですが、眼科や整形外科、皮膚科など専門性の高い科を掛け持ちしていると、そういうわけにはいきません。整形外科をかかりつけにしたところで、整形外科医に目の病気や皮膚の病気を治療してもらうわけにはいかないからです。

では、こういう場合はどうすればいいでしょうか？

その解決策の一つが「かかりつけ薬局」を決めておくことです。

ポリファーマシーが問題になる患者さんの中には、各医療機関のそれぞれの門前薬局で別々に薬をもらっているケースが少なくありません。こうしたケースでは、各門前薬局の薬剤師も、患者さんが使用している薬の全体像を把握できません。

一方、自宅や職場から行きやすい薬局を「かかりつけ薬局」と決めておき、どんな医療機関でもらった処方箋も同じ「かかりつけ薬局」に提出することにしておけば、前述のような問題が起きにくくなります。

かかりつけ薬局の薬剤師が定期的に患者さんを見続けることで、

「患者さんがどんな薬を使っているか」

「どんな治療経過なのか」

「どんな副作用が現れているか」

といった全体像を把握しやすくなるからです。

ちなみに、処方箋は全国どこの調剤薬局（保険薬局）に出しても受け付けてもらえる、ということはぜひ知っておいてください。

むろん門前薬局以外だと在庫がなくてすぐに薬がもらえない、というケースも時にありますが、原則、数時間ないしは数日ののちにもらうことができます。かかりつけ薬局を固定しておけば、毎回同じ薬をもらうのですから、そのうち在庫の問題もなくなります。

なお、患者さんによっては、すでに必要がなくなった薬を飲み続けている、というケースもあります。たとえば、「風邪を引いて痰がからむ」という症状に対して「痰切り」を処方してもらったものの、風邪が治って痰が出なくなっているにもかかわらず、当初とは別の医療機関が処方を引き継いで患者さんが飲み続けている、といった事例があるのです。

かかりつけ医やかかりつけ薬局の薬剤師に処方薬の全体像を把握しておいてもらうとともに、患者さん自身もそれぞれの薬の目的を理解しておく必要があるでしょう。何のために飲んでいるかわからない薬があれば、医師や薬剤師に相談し、疑問を解決しておかねばなりません。

自己判断で薬を調節するのは危険

患者さんの中には、薬をたくさんもらったものの「副作用が怖い」といった理由で勝手に量を減らしたり、間引いて飲んだりする人がいます。これもポリファーマシーにおける一つの問題です。「薬をもらうこと」自体に満足してしまい、結局指示された通りに飲んでいない人が多いのです。すると、薬が自宅にどんどん余ってきます。こうした「残薬」のコストは年間数百億円にのぼるとも言われています[1]。

また、そもそも薬の用法・用量を守らずに飲むなら「飲まない方がマシ」である、という点にも注意が必要です。

薬は体の中に入って血液中をめぐり、必要な部分に薬の成分が届いて効果を発揮します。したがって、体の中にいつも適切な量の薬が存在する（血液中の薬の成分の濃度がしっかり保たれている）状態でないと、十分な効果は得られません。

「1日3回毎食後」という飲み方は、1日3回薬の成分を体に入れることで初めて十分な効果が期待できる、ということを意味します。これを自己判断で1日2回に減らしてしまうと、効果がない上に副作用リスクだけは負うことになってしまうのです。

もちろん、薬を減らしたり中止したりする背景には、薬を飲むことへのさまざまな不安があるに違いありません。その時は、その不安について必ず医師に相談していただきたいと思います。自分の体を守るためにも、薬を指示通りに飲むことは大切です。

なお、便秘薬のように症状に合わせて自己調節できる薬は例外です。こうした薬はもちろん、症状によっては余ってしまうことがあって当然です。

一方、意図的に薬を飲む回数を減らしているのではなく、単に飲むのをよく忘れてしまう、という人もいるでしょう。薬の種類が多すぎると、それぞれ飲み方もさまざまですし、毎日一つ一つ異なる飲み方を強いられる患者さんの方も大変です。

そこで、忘れないための対策をしておく必要があるのですが、お勧めするのが、薬の包装に一つ一つ日付を書いておく方法です（図1）。

すると、飲み忘れが起こりにくいだけでなく、もし飲み忘れがあっても「いつ飲み忘れたか」が後で簡単に分かります。繰り返すうちに「いつ忘れがちなのか」が分かるようになり、対策を講じやすくなるほか、どのくらい指示通り飲めているかを正確に医師に伝えることもできます。

また、一錠ずつハサミで切り離して、ケースに入れておく、という方法（図2）をとる人もいますが、これはお勧めできません。包装ごと飲み込んでしまう事故のリスクがあるためです。

薬の包装のことを「ＰＴＰ」と呼びますが、ＰＴＰの誤飲は高齢者によく起こる重要な問題です。喉や食道を傷つけて出血したり、胃や十二指腸に穴があいて手術が必要になったりすることもあります。

ＰＴＰはレントゲンで写りにくく、また本人が飲み込んだことに気付いていないケースも多く、発見が遅れて重症化してしまうこともあります。

国民生活センターは、こうしたＰＴＰ誤飲事故を防ぐため、薬を一つずつに切り離さずに保管するよう通達を出しています[2]。

また、薬の種類が多く忘れがちなケースでは、「一包化」を依頼する方法もあります（図３）。

図１　日付の記入

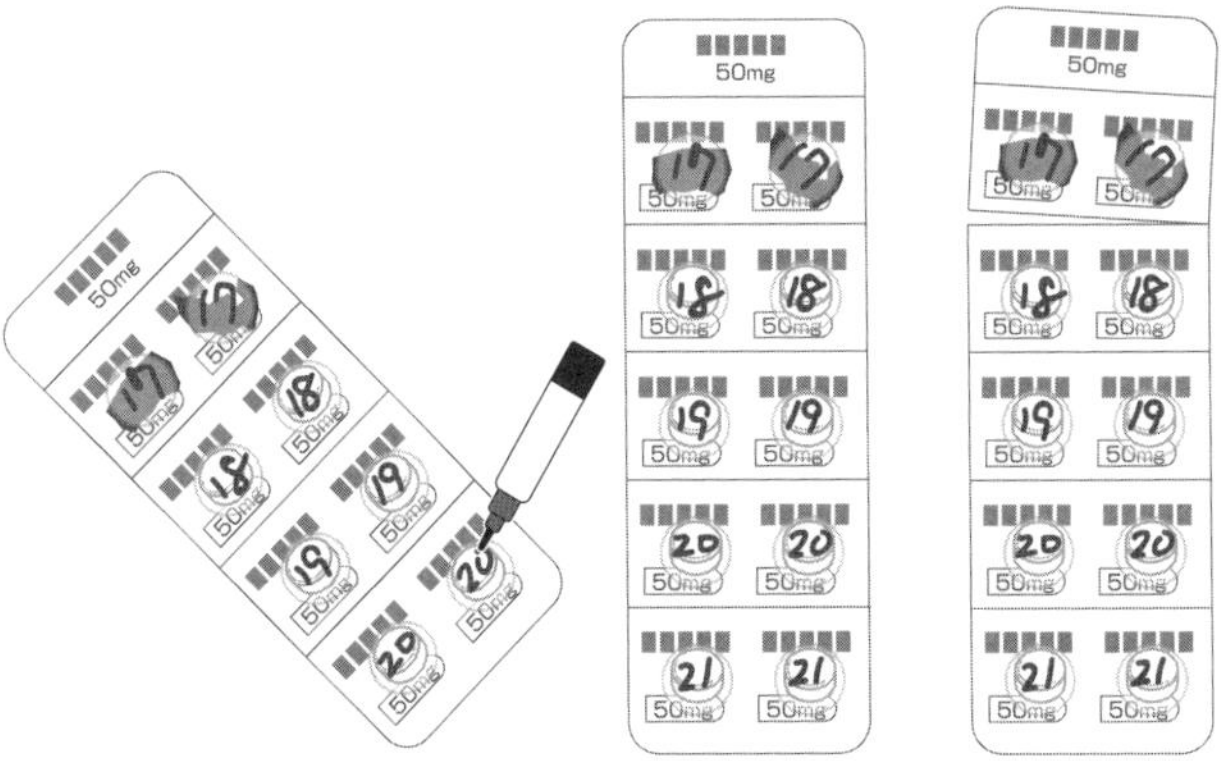

図２　切り離しは厳禁

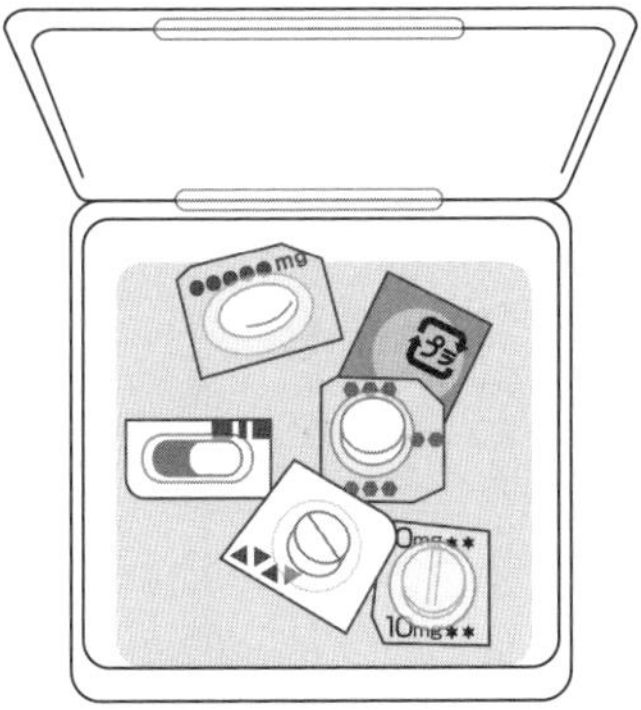

図３　一包化

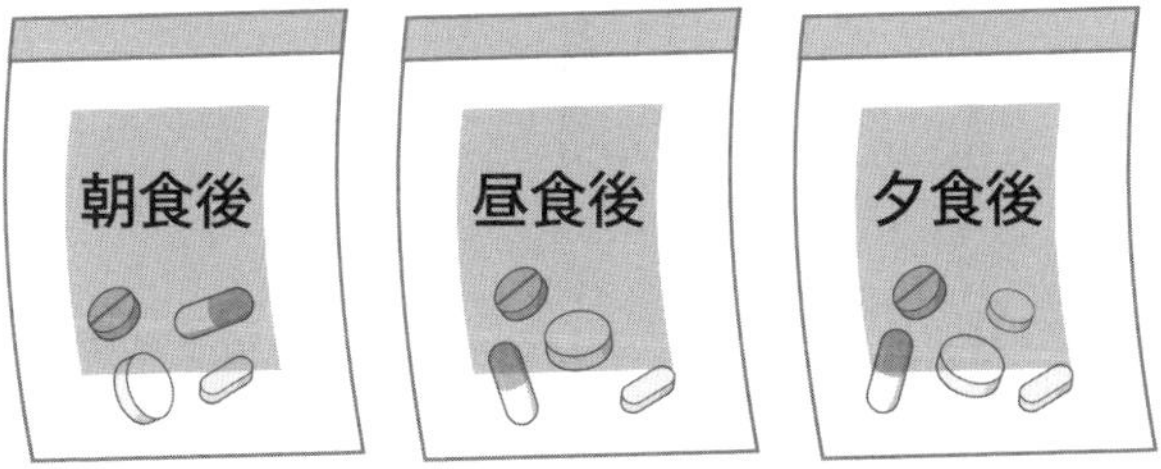

「一包化」とは、同じタイミングで飲む薬を1回分ずつまとめて袋に入れてもらう、という手法です。医師や薬剤師にぜひ相談してみてください。

「治療しない」という治療

病気の治療にはいつも、何らかのつらさや苦しさがつきまとうものです。

副作用で不快な思いをすることもありますし、入院が必要なら生活が大きく制限されるというデメリットもあるでしょう。頻繁に通院が必要な方なら、病院と自宅を行き来する手間は大きくなりますし、家族の付き添いが必要な場合、家族への負担も大きくなります。当然、金銭的なコストもかかります。

たとえば、抗がん剤治療を受けている患者さんの中には、定期的に病院に通って数時間にわたる点滴を受けなければならない方も多くいます。薬の副作用が強く出ると、点滴の後の数日間は生活がつらいこともよくあります。

よって**「病気を治療する」という選択肢は、これらのデメリットより、「治療」による長期的なメリット（長く生きられる、将来的につらい症状から解放される、など）の方が大きい場合にのみ正当化される、**ということになります。

すると、残された人生がそれほど長いとは言えない高齢者の場合、「常に100％の治療を受けることが最適だ」とは言い切れなくなります。

私が以前担当した高齢患者さんで、医学的には「抗がん剤治療を続けた方が長生きできる可能性が高い」と考えられたものの、患者さんから、

「毎朝近所の喫茶店にコーヒーを飲みに行って友達と話すのが唯一の楽しみなのに、抗がん剤を飲むと体がしんどくて、喫茶店まで歩いていくのもつらい。抗がん剤をやめたい」

と言われ、抗がん剤治療を中止したことがあります。

患者さんにとって「長生きすること」がゴールなら、抗がん剤の使用は間違いなく最善の選択肢でしょう。しかし、必ずしも「長生き」がゴールにはならない高齢者は多くいます。

残りの人生がそれほど長くない高齢者にとっては、生きられる期間が少し短くなったとして

も、「その期間を充実させるために医療を利用する」という視点が大切になるからです。

こうした考え方を「QOL（Quality of Life）人生の価値」と呼ぶこともあります。「長く生きること」ではなく、「高いQOL」をゴールにすべきケースも多々あるということです。

もちろん、これはがん治療に限った話ではありません。生活習慣病でも、肝硬変でも心不全でも腎臓病でも、あらゆる病気に当てはまる考え方です。

高齢者が治療を受ける際は、「長生き」と「QOL」のそれぞれに「どのくらいの努力を配分するか」を医師と相談する必要があります。

「高いQOL」をゴールにしたい、と強く考えるケースであれば、「全く治療しない」というのも一つの大きな選択肢になり得ます。こうした選択を取るには、「治療しないこと」によって起こる痛みや苦しみなどの不快を医療の力で軽くする必要があります。日常生活のクオリティを維持するために「治療しないこと」を選ぶのですから、そこにきちんと力を注ぐべき、ということです。そして当然ながら、「治療すること」にも「治療しないこと」にも、高度な専門的知識を要するのは同じです。

医師は、「病気を治すこと」だけを求めるべき存在ではなく、「どのように生きたいか」について助言を求め、手伝いを依頼する存在であるべきです。もちろん私たち医師も、患者さんの考えを知るため、綿密に意思疎通を図る必要があるのです。

ＡＤＬという指標

私がこの仕事を始めて10年以上、高齢患者さんを見てきて痛感するのは、「高齢であるほど人としての〝多様性〟が大きい」ということです。

同じ80歳でも、杖がないと歩けない人や、たくさんの病気を抱え多くの病院を掛け持ちしている人、認知症が重くコミュニケーションを取るのに苦労する人などがいる一方で、生来健康で現役で仕事を続けていて、年齢を知ると誰もが驚くほど若々しく見える方までいます。この多様性は、患者さんの年齢が上がるほど大きくなります。

食事や排せつ、更衣、入浴といった日常生活動作のことを「ＡＤＬ（Activities of Daily

Living)」と呼びます。私たち医療者にとって、「ADLがどの程度自立しているか」は、高齢者に提供すべき医療を考える上で最も重要な指標です。

これまで書いてきたように、治療にはご本人への身体的な負担や、その患者さんを支える家族の生活への負担がかかります。独力で問題なく生活できるような、ADLの自立した患者さんと、排せつや入浴に家族からのサポートが必要であったり、介護サービスの介入が必要であったりする患者さんでは、提供すべき医療が異なるのは当然です。病気〝だけ〟を見ても、患者さんにとってどんな医療が本当に必要なのかは分かりません。

また、多様なのは身体的特徴だけではありません。社会的背景も人によって本当にさまざまです。

配偶者、子供夫婦、孫と一緒に生活している人もいれば、配偶者と二人、あるいはひとり暮らしの人もいます。どんな治療であっても、全てを独力で乗り切ることはできません。特に高齢者の場合は、「家族からどのくらいサポートが得られるか」は大切な要素です。

「医師は病気を見るのではなく人を見るのだ」とはよく言われますが、この視点は患者さんやそのご家族にも必要です。「病気を治すのが医者の仕事だ」と単純に考える方は多いのですが、患者さんのＡＤＬや家族関係のような社会的背景によって、どこまで積極的な治療が可能になるかは異なります。

そして、高齢であるほど「医療だけでは解決できない問題」が多く、むしろ「どこまで医療が担当し、どこからご家族や他のサービスが担当するか」をじっくり話し合うことが大切になります。医療に任せられるところは積極的に任せる一方で、家族のメンバーで上手に負担を分散したり、社会的なサービスを利用したりすることで、二人三脚で病気と向き合っていかねばならないのです。

自分のことを知っているホームドクターを見つける

高齢者は「多様」であるがゆえに、医師が患者さんの社会的背景を含めた人物像をつかむのにそれなりの時間を要します。

何度も会い、さまざまな話をすることで、ようやく患者さんがどういう考えの持ち主かが徐々に見えてきます。家族との人間関係や仕事への考え方も分かりますし、それを踏まえた上で「どんな治療を受けたいと考えているのか」もゆっくりと明らかになってきます。

しかし、担当する医師が変わってしまうと、この患者さんへの理解が「ふりだし」に戻ります。

むろん、大きな病院では医師の異動などで担当医が変わることはよくありますが、カルテを共有して情報を引き継ぎます。よって同じ病院内で担当の医師が変わる場合は大きな問題にはなりません。

ところが、いろいろな病院やクリニックを渡り歩いたり、多数の医療機関を掛け持ちしたりしている場合、「どの医師も患者さんの全体像を十分に知らない」という事態が起こります。

こうなると、患者さんのことをきちんと把握した上で本当に最適な医療を提供できる人がおらず、患者さんが損をすることになってしまうのです。

そこで患者側としては、「いつも同じ医師に見てもらう」という仕組みを作ることが大切になります。それが「かかりつけ医」や「ホームドクター」です。

自分のことを隅々まで知っている「かかりつけ医」なら、「この方にはどんな治療が最適か」「それならどの病院に紹介すべきか」を考え、手を打ってくれます。これが、いつも同じ医師に見てもらうことの強みです。

繰り返しますが、患者さんの病気だけを知っても、何が最適な医療かを判断できません。特に高齢者の場合は、その「最適性」を決める条件は複雑です。患者さんにとっては、自分の社会的・身体的な情報を医師に提供し、適切な判断を引き出す、という意識を持つことが大切です。

「最期をどう迎えるか」を話し合っておく

病院には毎日のように、突然の病気で倒れて救急車で搬送されてくる患者さんがいます。もともと重い持病を抱えていた人ならともかく、全くの生来健康、といった方でも、突如として生命の危機に陥ることはしばしばあります。

前述の通り、高齢者は体の抵抗力が弱いため、若い人よりも急速に病気が悪化することがよくあります。普段からすこぶる元気な方の場合は特に、全く予期せぬ事態にご家族が大慌てしてしまいます。

したがって、「高齢であること」そのものが大きなリスクである、ということは誰もが知っておく必要があります。いつ何時、高齢のご家族が倒れて病院に搬送される事態が起こっても不思議ではない、と思っておかねばなりません。「高齢者が突然重病にかかること」は、そのくらい日常茶飯事、と言えるからです。

高齢の患者さんが重度の病気にかかり、命の危機に瀕した時は、「どのくらい積極的に治療すべきか」を、より厳密に考える必要があります。病状によっては、回復の見込みが極めて低い、あるいは回復しても高い確率で意識が戻らず、長く生きられる可能性も低い、というケースがあります。この場合、患者さんにとって苦痛を伴う治療を積極的に行うことが、必ずしも正しいとは言い切れません。

命の危機に瀕した時、すなわち、心臓や呼吸が止まりそうになった時に、心臓マッサージをする、気管にチューブを入れて人工呼吸器につなぎ、強制的に空気の出し入れを行う、といった「延命治療」は、ご本人にとって苦痛を伴う行為です。

むろん、急場をしのぐことができれば再び元通りの社会生活に戻れる見込みがある、というケースであれば迷う余地はないでしょう。しかし高齢者の場合、往々にして、その可能性が極めて低いと考えられるケースがあります。「いたずらに命を長引かせることがご本人のメリットにならない」という場合がしばしばあるのです。

そこで、高齢の患者さんが急に重篤な病気で病院に搬送された場合、こうした延命治療を行うかどうか、ご家族とその場で急いで話し合うことになります。ご本人の意識がある場合はもちろんご本人とも話し合いますが、意識がなかったり朦朧としていたりして、冷静な判断ができないこともあります。

当然ながら、ご家族にとってみれば、今まで一緒に生活してきた大切な人が突然命の危機に瀕した時に、「命を永らえるための医療行為をしない」という判断を下すのは容易ではありません。医学的には、静かに死を迎えることが最良の選択肢だと分かっていても、その決断を委ねられたご家族は冷静ではいられません。思わずパニックになったり、途方に暮れたりしてしまうのです。

普段は離れて住んでいる他の親族を集め、病院の廊下で大勢で家族会議が始まることもしばしばあります。もちろんその間にも、患者さんの病状は進行します。

一方、こうしたケースで、至って冷静に決断を下せるご家族がいるのも事実です。患者さんの病状を伝えても、多少の動揺を見せつつも、「医療に何を求めるか」を淡々と伝えられる人もいるのです。

なぜこのようなことができるのでしょうか？

普段から家族間で「もしもの時のこと」について十分な話し合いができているからです。

ご本人が家族に、「もしも私が倒れた時は…」「最期が近づいたときは…」という明確な考えを話していれば、家族が急場で慌てることはありません。**何より家族が、「本人の命をどう扱うか」を決める重責を担う必要がないからです。**

こうした家族間での話し合いを、医療現場では「ACP（アドバンス・ケア・プランニング）」

と呼びます。厚生労働省は、このACPに対して「人生会議」という愛称を与え、その重要性について啓発を繰り返しています。

キャッチコピーは、以下の通りです。

「もしものこと」を考えたことがありますか？
心の余裕がある時に、じっくりと考える時間を持ち、
そして、あなたの考えを大切な人に伝えてみませんか？

また、厚生労働省と神戸大学が運営する「ACP人生会議」にある、「人生会議」のあり方の説明が非常に分かりやすいため、ここに引用しておきます(3)。

誰でも、いつでも、命に関わる大きな病気やケガをする可能性があります。
命の危険が迫った状態になると約70％の方が、これからの医療やケアなどについて自分で

決めたり、人に伝えたりすることができなくなるといわれています。

もしも、あなたがそのような状況になった時、家族などあなたの信頼できる人が「あなたなら、たぶん、こう考えるだろう」とあなたの気持ちを想像しながら、医療・ケアチームと医療やケアについて話合いをすることになります。

その場合にも、あなたの信頼できる人が、あなたの価値観や気持ちをよく知っていることが、重要な助けとなるのです。

全ての人が、人生会議をしなくてはならないというわけでは、決してありません。あくまで、個人の主体的な行いによって考え、進めるものです。知りたくない、考えたくない方への十分な配慮が必要です。

一方で、人生会議を重ねることで、あなたが自分の気持ちを話せなくなった「もしものとき」には、あなたの心の声を伝えることができるかけがえのないものになり、そしてまた、あなたの大切な人の心のご負担を軽くするでしょう。

家族との情報共有はいつも大切

家族間で人生に関わる価値観を共有しておくためには、日頃から病院に通う高齢者と医療に関する情報を共有しておくことが大切です。

持病で病院にかかっている高齢者の方は、定期的に家族と一緒に受診し、医師からの説明を聞いておいてもらう、ということも大切でしょう。普段からかかっていた持病が徐々に悪化して命が危うくなった際、これまでの病状や治療の経過を何一つ知らないご家族の方と、医療者が意思疎通に難渋することが非常によくあるためです。

いくら医師が患者さんご自身に丁寧に説明を尽くしていても、それが患者さんを通して「伝言ゲーム」のように微妙に異なるニュアンスでご家族に伝わっていると、医師―家族間で思いもよらぬ誤解が生じることもあります。のちに患者さんの病状が悪化した際、初めて出会うご家族の方から、

「こんな病気だったとは聞いていていなかった」

「こんなふうになるならなぜもっと早く説明してもらえなかったのか」とお叱りを受けることもあります。こうしたケースでは、医師もご家族も大きな心理的ストレスを背負うことになります。

もちろんご家族の方も生活が忙しく、毎回受診に付き添うのは現実的ではないでしょう。よって、何回かに一度で構いませんので、**医師と患者さんとのやりとりを聞いておく、疑問があれば解決しておく、という心がけが大切です。**

なお、ご家族の方が一緒に来院し、待合室まで付き添ったのに診察室にはご本人だけが入る、というケースをよく見かけます。本人以外は診察室まで入らない方がいいのではないか、と遠慮してしまうケースもあるようです。

一方、診察室の中でしか患者さんに会えない医師は、他に誰が付き添ってきたかを知ることができません。せっかく手間をかけて一緒に来院したのに診察室に入らないのはもったいないので、可能ならぜひ診察室の中まで付き添っていただきたいと思います。

私自身は、高齢者がお一人で訪室された場合は、

「今日はどなたかと一緒にいらっしゃっていませんか？」

とお聞きするようにしています。

もちろん「一人で話を聞きたい」「家族にはあまり聞かれたくない」というケースは例外です。たとえ家族であろうと、ご本人の同意なく患者さんの病状に関わるセンシティブな個人情報を医師が他言することは決してありませんので、その点はご安心ください。

病気の予防に対する考え方

誰しも、「病気になりにくくなる方法」「病気を予防する方法」があるのなら実践したいと思うでしょう。一方で、病気や怪我を恐れるあまり、生活が窮屈になってしまうのも本末転倒です。

実際、高齢患者さんから、

「もうこの年になってまでしんどいことはしたくない。病気にはなりたくないけれど、老い先が短いのだから必死で病気の予防をして生活の楽しみが奪われるのはもっと嫌だ」

といった訴えを聞くことはよくあります。

そこで、「ある程度生活を制限しない範囲で病気を予防する」という観点が大切になります。

そのためには、**「あらゆる病気に備える」のではなく、「優先順位の高いものから対処する」必要があるのです。**

では、優先順位の高い病気とは何でしょうか？

それは当然ながら、統計的に「死亡する頻度が高い病気」です。

次の表は、厚生労働省が公表している死因順位のうち、70歳～99歳のデータを抜粋したものです[(4)]。

漠然と全ての病気に備えるのは大変ですが、この表に挙げられているような、「毎年大勢の人が亡くなる病気」には、それなりに意識的に備えておく必要があるでしょう。

70歳～89歳で1位になっている「悪性新生物」とは「がん」のことです。日本では、一部のがんについては安価でがん検診を受けることができます。

市町村によって多少の差はありますが、肺がん、胃がん、大腸がん、乳がん、子宮頸がんの5

年齢		70～74	75～79	80～84	85～89	90～94	95～99
第1位	死因	悪性新生物	悪性新生物	悪性新生物	悪性新生物	心疾患	心疾患
	死亡数（人）	47,866	59,945	59,587	40,706	28,397	14,188
第2位	死因	心疾患	心疾患	心疾患	心疾患	肺炎	肺炎
	死亡数（人）	14,226	22,611	32,497	35,558	22,166	11,174
第3位	死因	脳血管疾患	脳血管疾患	脳血管疾患	肺炎	悪性新生物	老衰
	死亡数（人）	10,128	16,887	23,318	26,498	20,367	10,459
第4位	死因	肺炎	肺炎	肺炎	脳血管疾患	脳血管疾患	脳血管疾患
	死亡数（人）	6,477	13,206	23,000	24,021	17,848	8,209
第5位	死因	不慮の事故	不慮の事故	不慮の事故	老衰	老衰	悪性新生物
	死亡数（人）	3,625	5,117	6,203	7,666	12,144	6,398

（出典）厚生労働省

種類に対する検診は「対策型検診」と呼ばれ、数百円から数千円といった安価で受けられます。中には、高齢者は無料で受診できる市町村もあります。

これらのがん検診が安価で受けられるのは、検診によってがんの死亡率が低下することが証明されているため、国民の利益を目的に公費が投入されているからです。

そもそも、多くのがんは原因がはっきりしていません。よって「予防」よりは、「早めに医療の介入を受けられるか」が大切なのです。

右図の表で、悪性新生物の次に目立つのが「心疾患」と「脳血管疾患」です。この多くは、生活習慣病による動脈硬化が原因で、心臓の血管が詰まったり、脳の血管が破れたり詰まったりするような「血管のトラブル」が背景にあります。

よって、食生活を整え、運動習慣をつけて肥満をなるべく解消する、といった生活習慣の改善が病気の予防につながります。ここでも「生活を締めつけすぎないこと」は大切ですが、大勢の人が亡くなるリスクを認識した上で予防行動をとる必要があるでしょう。

70歳～84歳の間では、「不慮の事故」も上位に入ります。この年齢層は、まだ屋外を活発に歩けるほど元気な人が多い一方で、若い時ほど俊敏に動けなかったり、即座の判断ができなかったりする方も多くいます。見た目は元気でも体は年齢相応に老いているため、自分の体力を過信せず、怪我に注意を払っておかねばなりません。高齢者が注意すべき事故については，第8章で解説します。

なお、死因の中では肺炎も目立ちますが、これについては、2014年から65歳以上の高齢者を対象に、肺炎球菌ワクチンが定期接種に定められています。

肺炎球菌はさまざまな病気を引き起こす細菌の一種で、成人の肺炎の原因として最も多い病原体の一つです[5]。ワクチンはその予防に有効と考えられていますが、接種率は30％台にとどまっており、依然として未接種の人の方が多い状況です[6]。

現行の制度では、2020～2023年度に65歳、70歳、75歳、80歳、85歳、90歳、95歳、100歳を迎える人は、定期接種の対象者として無料でワクチン接種が受けられます。詳細については各自治体にお問い合わせいただければと思います。

コラム 1

病気がちだった幼い頃の不安　医師が埋めるべき情報格差

私は幼い頃、気管支ぜんそくで病院によく通っていました。発作的にのどがヒューヒューと音を立て、せきが止まらなくなり、呼吸がしにくくなる。こうしたぜんそく発作を頻繁に起こしていたのです。両親に車で病院に連れて行ってもらい、吸入の治療をよく受けていたことを覚えています。

子どもの頃の記憶はたいていあいまいです。しかし不思議なことに、ぜんそく発作を起こして病院に運ばれた時のことは一つ一つ鮮明に覚えています。修学旅行で友人たちとふざけて枕投げをした時。自宅のガレージで妹とキャッチボールをした時。たくさん猫を飼っている知人の家に遊びに行った時。

ほこりっぽい環境や、動物の毛が多い環境が発作の誘引になっていたようでした。

また、私は幼い頃アトピー性皮膚炎にかかっていました。首や肘、膝の裏側にひどいかゆみが出て止まらず、かきこわして皮膚がボロボロになり、血まみれになっていました。

特に夏の暑い時が大変でした。

汗が出るとかゆくなり、かいてはいけないと分かっていても我慢できずにかきむしってしまうのです。かゆくて仕方がなくなり、我慢の限界に達して膝の裏に爪を立ててかきむしり、かゆみを解消する。あの時の何とも言えない罪悪感は、今でも鮮明に覚えています。

さらに私は幼い頃、アレルギー性鼻炎にもかかっていました。いつも鼻水と鼻づまりに悩まされ、頻繁に耳鼻科に通っていました。今なら人前ではなをかむことに抵抗はありませんが、小学生の頃は、授業中に大きな音を立ててはなをかむのは非常に恥ずかしく、何とかギリギリまではなをすすって我慢していたものです。

成長するにつれてこれらの病気は改善していったのですが、当時は、なぜこんなにたくさんの病気に一度にかかるのかと不安でした。そして私は医学部に入り、大学1年生の免疫学の講義で「アレルギーマーチ」という言葉を初めて知り、膝を打つことになるのです。

乳児期にアトピー性皮膚炎があると、成長するにつれて、食物アレルギーや気管支ぜんそく、鼻炎など、他のアレルギー疾患に次々にかかる確率が高くなることが知られています。こうした様子は、「行進」にたとえて「アレルギーマーチ」と呼ばれています。

私の体はまさにこの「典型例」であり、多くの異なる病気に同時にかかることが特異だ、というわけではありませんでした。大学の講義でこの現象を学んだ時、私は思いました。

「もしあの頃、これが『典型的な経過である』と知っていたら、不安は軽くすんだのではないだろうか」と。

何より私の両親はそうでしょう。苦しむ私を毎回どんな思いで病院に連れて行っていたかと思えば、両親の不安の大きさは私の比ではなかっただろうと思います。

医師と患者の間には情報の非対称性がある、とよく言われます。しかし、この情報量の格差は、患者さんが理解するのが難しい専門的知識だけで形成されているのではありません。医師が簡単な言葉で伝えれば、比較的容易に理解できる知識も多いのです。

そして、「概要を知っている」というだけで不安は軽くなります。えたいの知れないものであるほど、恐怖は増幅するからです。

医師側もまた、こうした状況を十分に理解し、上手な発信の方法を模索する必要がある、と常に感じています。むろん診察室の中での限られた時間でそれを実現するのは難しいでしょう。そこで私は、日頃からウェブメディアやSNSなどを通して情報発信を続けています。

いつかどこかで、あの頃の私や私の両親のように不安にさいなまれている人たちに、この声が届けば、と願っています。

第2章

医師との付き合い方

病院に持っていくべきものとは？　受診時に注意すべき三つのポイント

みなさんは病院に行く時、どんな準備をしているでしょうか？

特に高齢者の場合、大変失礼ながら「準備不足だ」と感じることがしばしばあります。病院でスムーズな診療を受けるために必要な準備について、ここで三つのポイントを簡単にまとめてみましょう。

1 服装

患者さんを診察する際、比較的時間がかかるのが、患者さんの服の脱ぎ着です。特に寒い時期、ご高齢の方は何重にも重ね着をしていることが多く、その脱ぎ着に難渋するケースも少なくありません。

基本的に、診察する時は症状のある部分を露出していただく必要があります。たとえば、「おなかが痛い」という方には、おなかを直接見たり、触ったりしなければなりません。「便に血が混じる」という方には、お尻を露出していただき、肛門をしっかり診察する必要があります。おなかを診察する際、患者さんがワンピースだとおなかを露出するのが大変ですし、肛門を診察する際、タイトなガードルやタイツをはいていると、脱ぎ着に苦労することがあります。また寒い時期に、コートから腹巻きまでしっかり防寒していると、診察に時間がかかり、お互い大変なこともあります。

病院に行く際は、症状のある部分を診察してもらいやすい服装にするとともに、診察室に入る前にコートを脱いでおく、腹巻きを取っておくなど、スムーズに診察に入れるよう準備をしておくのがお勧めです。

もちろん、寒い時期に待合室で無理に薄着で待ち、体調を崩しては本末転倒です。可能な範囲で構いませんので、診察されやすい準備をしておくと有利、とお考えいただければと思います。

２ お薬手帳

病院に行くと、医師から必ず「今飲んでいる薬」を聞かれます。ご高齢の方の場合、飲んでいる薬が多く、全てを暗記するのが難しいケースもあるでしょう。お薬手帳を出して医師に見せれば、自分で覚えておかなくても簡単に情報提供できます。

時に薬をそのまま持参される方がいますが、薬そのものを見ても薬の名前が分からないことはよくあります。飲んでいる薬を医師に正確に把握してもらうために、お薬手帳は受診時に必ず携帯してください。

医師は、患者さんが飲んでいる薬の内容を見て、飲み合わせなどを調べた上で新たに処方する薬を選びます。薬の飲み合わせが悪いと、予期せぬ副作用が現れるリスクがあるからです。これを「相互作用」と呼びます。こうしたリスクは、お薬手帳の持参によって回避できます。

さらに、お薬手帳にはもっと重要な効能がありますが、これについては第４章で改めて解説します。

3 過去の検査結果

過去に受けた血液検査や心電図検査などの結果をお持ちの方は、求められた時に提示できるようにしておくのがお勧めです。

新しく受けた検査の結果が基準範囲から外れていたとしても、それが「今回起こった変化なのか、もともとある異常なのか」は、初めて会う医師には分かりません。特にご高齢の方の場合、体は加齢による変化を起こしています。たとえ病的でなくても、「検査の結果がずいぶん前から基準範囲を超えている」というようなことはよくあるのです。

たとえば、ある検査の結果が「異常値」であっても、2年前の検査を見て今とほとんど同じであると知ることができれば、「今回現れた症状とは関連性が低い」と推測することができます。

もちろん、過去に受診したことのある医療機関に行く場合は、検査結果を持参する必要はありません。医師が過去のカルテを参照すればすぐに分かるためです。

なお、医師から手渡されていない場合など、手元に資料がないこともあるでしょう。その場合は、その旨を医師に伝えるとよいでしょう。検査結果が分からなくとも、「過去に同じ検査を受けたことがある」という事実そのものが重要な場合もあります。

お薬手帳や検査結果に加えて、保険証や高齢受給者証等の各種証明書は、まとめて一つのファイルやポーチに入れておき、病院に行く時にいつも携帯するのがお勧めです。実際、高齢者の方でこうした方法を取られている方は多くいます。

診療をスムーズに受けるためにも、事前の準備は大切なのです。

病院で医師に痛みを説明する六つのコツ

病院で自分の痛みを医師にうまく説明できず、もどかしい思いをした経験はありませんか？

外来で医師から質問攻めにされ、しどろもどろで答えたものの、家に帰ってから「しまった、あのことを言い忘れた！　言えば医師の判断は変わったかもしれない」と不安になったことがある、という方も多いでしょう。

医師にうまく痛みを説明するには、どうすればいいのでしょうか？

ここで、いくつかコツを紹介します。

私たちは、医学生あるいは研修医の時に患者さんに対する問診の方法を学びます。どこかの痛みで外来を受診された患者さんに、「どういう順序で何を尋ねるか」についても、細かく学ぶことになります。

ということは、**私たちがどんな方法で患者さんに問診するかを知っていれば、「何を聞かれるか」はおのずと明らかだということになります。**何を聞かれるかを知っていれば事前に準備ができ、必要な事項を落ち着いて医師に伝えることができるのです。

では、私たちは「痛み」を訴える患者さんに何を尋ねるでしょうか？

その答えは以下の六つのポイントに集約されます。

（1）どんなふうに発症したか
（2）どうすると痛みが軽くなる、あるいは強くなるか
（3）どんな種類の痛みか
（4）痛みの場所
（5）痛みの強さ

(6) 時間経過

順に詳しく解説していきましょう。

(1) どんなふうに発症したか

私たちが「どんなふうに発症したか」を尋ねるのは、「突然痛くなったか」それとも「徐々に痛くなったか」を知りたい時です。「突然」というのは「何をしている時に発症したか」を細かく言える、というケースです。

たとえば、クモ膜下出血はある瞬間に〝突然〟頭痛が起こることが多い疾患です。典型的なケースでは「何をしている時に痛くなりましたか?」と尋ねると、「テレビドラマのこのシーンを見ている時」というくらい痛みのタイミングを細かく言えたり、「何時何分に」と「分」まで正確に言えたりします(もちろん例外もありますが)。

医師から「突然痛くなりましたか?」と聞かれた場合は、こういう始まり方であったかどうかを聞いている、と思っておくとよいでしょう。

一方、ある瞬間に痛くなったのではなく、「徐々に痛くなってきた」というケースもあるでしょう。その場合は、「何時ごろから何時間くらいかけて痛くなってきたか」を説明できるとよいでしょう。

(2) どうすれば痛みが強くなる、あるいは軽くなるか

たとえば、腹痛で受診された方には、痛みが食事と関連するかを尋ねるのが一般的です。空腹時にひどくなる、食後にひどくなる、食事とは関係なく症状がある、といった傾向がないかを知りたいからです。

他にも、時間帯と関係があるか(夜にひどい、朝起きた時がひどいなど)、体の動きと関係があるか(体をひねると痛い、歩くと痛い)といった傾向があるかどうかも大切です。

一方、じっとしていても痛い、何をしても痛みが変わらない、というタイプの痛みを「安静時痛」と呼びますが、これも大切な情報です。

こうしたポイントは突然聞かれても答えにくいと思いますが、事前に意識していれば答えやすいはずです。

（3）どんな種類の痛みか

重い痛み、キリキリする痛み、ジンジンする痛みなど、痛みの性質を説明しましょう。たとえば心筋梗塞の患者さんは「重苦しい」「しめつけられる」「圧迫されるような」胸の不快感を訴えるのが特徴とされます。

クモ膜下出血は、時に「バットで殴られたような」と表現されることもある、突発的な激しい痛みが特徴的です。このような痛みの表現は難しいと思いますが、可能であれば説明できるとよいでしょう。

（4）痛みの場所と放散

痛む部位を正確に伝えること、またそれがどのくらいの範囲に広がっているかを説明することが大切です。

おなかが痛い時、指先でピンポイントに指せるくらい狭い範囲なら、内臓よりも体表面に原因のある痛みを想定します（もちろん帯状疱疹のように、範囲は広いが体表面の痛みという例外もあります）。

虫垂炎（いわゆる「盲腸」）の場合は、最初はみぞおちが痛くなり、その後右下腹部に痛い場所が移動する、というケースが典型的とされます（もちろん例外もあります）。心筋梗塞の胸の痛みは、ときに肩や喉に放散する（痛みの範囲が広がる）ことがあり、肩こりや歯の痛みと間違えられることもあります。

痛みの部位や広がりについては、正確に説明できるようにしておきましょう。

（5）痛みの強さ

外来で、おそらく患者さんが最も伝えたいと思っているのが、「どのくらい痛いか」です。痛みの強さを説明する時にもコツがあります。「これまで経験したことがないような痛みかどうか」を伝えることです。

たとえば、クモ膜下出血や脳出血、髄膜炎など危険な頭痛を疑う場合、私たちは「人生最大の痛みですか？」と聞くことがあります。片頭痛など、同じ種類の頭痛発作を繰り返す病気と区別するためです。

「すごく痛い！」と強く訴えるより、「こんな痛みは初めてか」「以前にも同じような痛みを経験したか」を伝えることが大切です。また、経験したことがあるなら、それはいつごろか、どのくらいの頻度で起こるのか、医師に何と診断されたかも合わせて説明できるとよいでしょう。

（6）時間経過

最後に、痛みの時間経過を説明する上で大切なポイントが二つあります。

「いつから痛いか」と「悪くなったり良くなったり、という痛みの波があるか」です。

たとえば「1年前から同じくらいずっと痛い」という場合は、「慢性的な痛み」なので、急性発症の危険な病気である可能性は低くなります。

おなかの激痛があったとしても、「1時間前は激痛だったけれど、痛みに波があって今は全く痛くない」という場合、重い病気の可能性は低くなります（もちろん自覚症状がそうであっても、おなかの診察をすると重い病気が疑われる、というケースもまれにあります）。発症したタイミングと、発症してから受診時までの痛みの変化を説明できるとよいでしょう。

以上6点が、痛みについて医師が知りたいポイントです。

むろん、痛みでつらい時にこれほど多くのことを冷静に伝えるのは難しいでしょう。しかし、症状がつらい時ほど、その症状を医師にうまく伝えきれなかった経験は多いはずです。

「一般的に何を聞かれるか」がわかっていれば、少し落ち着いて医師に説明できるのではないでしょうか？

病院に見捨てられた？ 通院終了の理由・目的とは

病院に長い間通ったのち、担当の医師から、「もう病院に来なくても大丈夫ですよ」と言われ、強い不安を抱いた経験をお持ちの方は多いのではないでしょうか？

また、大きな病院から近隣のクリニックに紹介されると、何となく見捨てられたような気持ちになってしまう患者さんもいます。

もちろん、医師が患者さんを「見捨てる」ことは決してありません。

消化器が専門の私は、胃がんや大腸がんの手術を受けた患者さんに、定期的に外来通院していただくことがよくあります。こうしたケースでは、患者さんの体の状態が良く、再発もなければ、術後5年で通院終了となるのが一般的です。術後5年以内に再発がなければ、その後の再発リスクは極めて低いためです（もちろんがんの種類によって年数は異なります）。

ところが、通院を終了してもよい旨を伝えると患者さんから、「軽く診察してもらうだけでいいから、もう少し通院を続けさせてほしい」と言われることがしばしばあります。

5年間も通院していたのですから、不安になるのは当然でしょう。

しかし、新たに病院に通うべき患者さんは毎日のように増えています。病院に通う必要がなくなった方から定期的な通院を終了していかなければ、外来はパンクしてしまいます。

「通院の必要がない」と判断された時は、見捨てられたような気分になって思わず落胆してしまうかもしれませんが、むしろ、**「次にどんなことがあれば受診すればいいのか」「その時はどの外来に行けばいいのか」といった具体的な行動指針を医師から聞き出しておく方が安心**です。

また、大きな病院の外来に通っていた患者さんに、近隣のクリニックの先生を紹介し、そちらへ通院していただく、というケースもあります。あるいは近隣のクリニックからの訪問診療という形で、在宅での治療を導入するケースもあります。

大きな病院では、精密検査や手術はできますが、どうしても小回りが利きません。重い病気の患者さんが多い分、外来では一人の患者さんにかかる時間が長くなり、長い待ち時間が発生することもしばしばです。

したがって、自宅からのアクセスが良く、必要な時に大きな病院に紹介してもらえるクリニックの医師を「かかりつけ医」として味方につけておくことは非常に大切です。これは第1章でも書いた通りです。

大きな病院への通院が必要というわけではないものの、薬の処方を続ける必要がある、といったケースでは特に、かかりつけ医を頼るのが患者さんにとっても有利です。

がんに関して言えば、近年では「がん地域連携パス」を導入している地域もあります。病院の通院終了後にクリニックにバトンタッチするのではなく、病院への通院期間中にクリニックにも通院することで機能を分担し、ひいては患者さんの負担を減らそう、という仕組みです。

医療は時代とともに細かく専門分化しています。地域においてそれぞれの医療機関で細かく分業しながら協力体制を築くことが大切です。他の医療機関に紹介された時は、「今の自分にとって、より適切な役割を持つ場所に移動するのだ」と捉えていただけるとありがたいと思います。

全治○カ月は当てにならない？　難しい治療期間の予測

けがや病気の治療を受けた方から、「どのくらいで治るでしょうか？」と聞かれることがよくあります。職場から復帰のタイミングを正確に伝えるよう求められているケースも多く、「治るまでの期間をきっちり教えてほしい」と強く望まれる方によく出会うのです。

報道などでよく「全治○カ月」という言葉が聞かれるため、「治癒までの期間」はある程度正確に予測できるものだ、と考えている方も多いのでしょう。

実はここに、医師と患者の感覚のズレがあります。どんなけがや病気であっても、治療に必要な期間を予想するのはかなり難しいのです。

たとえば、指に切り傷ができ、救急外来で縫ってもらったとします。この時患者さんから「どのくらいで治りますか?」と問われたら、私たちはこう答えます。

「順調に傷が治ってくれれば、1週間から10日後くらいを目安に抜糸します。ですが、傷が治るまでに、もっと時間がかかる人もいます。人によっては傷が化膿《かのう》する(創部感染が起こる)こともあります。その時は糸を切って中の膿《うみ》を出さないといけなくなるかもしれません。そうなると、傷が治るまでにはかなり時間がかかってしまうでしょう」

傷の治るスピードは、人によってさまざまです。化膿するなど、傷のトラブルが起こると、治療期間は長引く恐れがあります。また、その感染の重症度によっても、「どの程度長引くか」は異なります。

こうした予期せぬトラブルが起こるリスクは人によってさまざまですが、いずれにしても一定の確率で起こり、どれだけ医療が進歩してもそれをゼロにすることはできません。また、こうした合併症リスクは、若い人より高齢者の方が高い傾向があります。

ひとたびこうしたトラブルが起こると、治癒までにかかる期間を予想することは、ますます難しくなります。

ここでは、話を分かりやすくするために「切り傷」を例にあげていますが、外傷に限らず、どんな病気にも同じことが言えます。全く同じ病気に全く同じ治療を行っても、患者さんによって治療期間はケースバイケースなのです。

しかし、冒頭でも書いた通り、社会的な理由でやむを得ず治療期間の目安を明文化しなければならないことがあり、診断書に治療期間の記載が必要なケースもあります。

そこで、順調に経過した場合を仮定して、あくまで目安として期間をお伝えする、ということになります。加えて、私たちは必ず「予想より長引く可能性はある」という言葉を添えています。

また、「治癒」「治る」という言葉の定義にも注意が必要です。

「どのくらいで治るか」という質問に対して、私たちは目安として「どのくらいで元の生活に戻れるか」を答えとして返すのが一般的です。しかし、「元の生活に戻れても定期的な通院が必要」というケースは当然あります。**医師の言う「治る」が「完全に医療から解放される」を意味**

しないこともある、ということです。

それに加えて、前述の切り傷の例で言えば、「職場復帰は可能で生活の制限もないが、皮膚の表面には瘢痕《はんこん》（傷の跡）が残る」というケースもあります。特に大きな傷や、感染を起こした傷は、目立つ瘢痕を残す場合があります。

手や顔のように目立つ位置であれば、「『治る』と聞いていたのにこんなに目立つ傷痕ができてしまった、これでは治ったとは言えない」とショックを受ける方もいます。

「治る」という言葉の捉え方が、医師と患者さんで異なる可能性がある、という点に注意が必要なのです。

医師と患者さんでは、同じ言葉でも捉え方が全く異なることがあり、これがお互いの信頼関係を損なわせる危険性があります。医師は患者さんの考え方を十分に理解すべきですし、また患者さん側も、言葉の捉え方に食い違いがないかどうか、きっちり確認しておくと安心でしょう。

診察室を出る前に医師に聞くべき二つのこと

医師から「様子を見ましょう」と言われて受診を終えたのち、「何か医師に聞き忘れたことはないだろうか」と不安になった経験はありませんか？

私自身も昔は医師と対面すると妙に緊張し、自分の病気についての疑問をうまく解消できず、自宅に帰ってから心配になった記憶があります。

では、受診後の不安を解消するためにはどうすればいいでしょうか？

診察室を出る前に、以下の2点を医師に聞くのがお勧めです。

1 次の受診のタイミング

「様子を見ましょう」と言われても、医師がじっと「様子」を見ていてくれるわけではありません。次の受診日を医師から具体的に指示してくれる場合はいいのですが、そうではないケースでは、「このまま放置して大丈夫なのだろうか」と心配される方は多いでしょう。

たとえば、切り傷を縫ってもらって帰宅したものの、しばらくして傷からじわじわと出血し、ガーゼに血液が染みていることに気づいたとします。

「まだ血が止まっていないのではないか。大量に出血したらどうしよう？」

そんな不安で、自宅に帰るや否や、もう一度受診してしまう。そんな方が時々います。

患者さんにとっては、少しの変化でも心配になりますし、安心感を得るために何度も受診したくなるものです。**「想定の範囲内の変化なのか、想定外の変化なのか」が分からない**ためです。

不安で何度も受診してしまい、その都度医師に「大丈夫」という言葉をもらわないと安心できず、疲弊してしまう患者さんもいます。そこで、こういうケースでは医師に「次に何が起こったら受診すべきか」を聞いておくことが肝要です。

「○○があればすぐに受診」「○○なら様子を見ても○K」といった見通しが頭に入っていると、ずいぶん安心感は増すでしょう。

前述のような例なら、「出血してきた時はまずは圧迫してみてください。それでも止まらない時は受診してください」という言葉をもらっていれば、それが一つの行動の指針になり、不安は軽くなるはずです。

2 どんな経過が予測されるか

受診のタイミングを聞く際に、「どんな経過が予測されるか」を聞いておくことも大切です。体に何らかの変化が起きても、「これは医師から聞いていたことだ」と思えるだけで、不安は軽くなるからです。

たとえば、嘔吐《おうと》と下痢の症状で病院に行き、医師からウイルス性胃腸炎という診断を受け、整腸剤と吐き気止めをもらったとします。ところが、翌日も下痢が続いている。すると、「実は悪い病気なのではないか」「薬が全然効いていないのではないか」。そんなふうに考え、不安になってしまう方がいます。

しかし、ウイルス性胃腸炎の下痢症状は、薬を飲んだら翌日にすっきり治ってしまう、というものではありません。2、3日、あるいはもっと長い期間、水のような下痢が続いてしまい、すっきりしない方もたくさんいます。また、整腸剤は胃腸炎の特効薬ではなく、劇的な効果を期待できる薬というわけではありません。

もし、医師から「ウイルス性胃腸炎の下痢は数日続くことがある」「薬を飲んでも短期間では すっきり治らないことが多い」という話を聞いていればどうでしょうか。翌日や翌々日といった 短期間で不安にさいなまれ、病院に駆け込む、ということはなくなるでしょう。

もちろん、こうしたポイントは、患者さんからわざわざ問わなくても医師から説明するのが一般的です。しかし、場合によっては、**医師が「説明すべきだ」と考えていることと、患者さんが「知りたい」と思っていることが一致していないケースもあります。**

そこで患者側としても、以上の２点を重点的に聞き、自分の病気や怪我を上手く自己管理する必要があるのです。

医師の「様子を見ましょう」の真意とは？

前項で、医師がよく使う「様子を見ましょう」というセリフを紹介しました。

そもそも、医師はなぜこのセリフをよく使うのでしょうか？

このセリフの意図が十分に伝わっていない患者さんから、

「かかりつけの先生が、いつも『様子を見ましょう』と言うばかりで何もしてくれないので、心配で来ました」

と言われることもしばしばあります。逆に私の患者さんも、別の病院でこういう不満を言っているかもしれません。

果たして、「様子を見る」は「何もしない」と同義なのでしょうか？


私たちは、「様子を見る」という対応のことを「経過観察」と呼んでいます。「経過観察」は、私たち医師が患者さんに対して行う大切な「医療行為」の選択肢の一つです。

たとえば医師国家試験では、ある症状で外来にやって来た患者さんの検査値やレントゲン画像が示され、「適切な対応はどれか？」として選択肢から答えを選ばせる問題が定番です。ここには、

a. 経過観察
b. 抗菌薬治療
c. 放射線治療
d. 化学療法
e. 手術

といった項目が並びます（話をシンプルにしていますが）。

これらの選択肢が同列に並んでいることに注目してください。もちろん「経過観察」が正解である問題もあります。**「どういう患者さんに無治療で『経過観察』をすべきか」という判断は非常に大切だということです。**

「経過観察」とは、「何もしない」ではなく、「全く治療介入せずに様子を見なくてはならない」という意味です。病気の中には、初期の段階では症状や検査結果に軽微な変化しか表れず、診断がつきにくいものがたくさんあります。こういう段階から、効果が期待できるわけでもない飲み薬や点滴などで中途半端な治療を加えると、症状や検査値が変化し、ますます適切な診断から遠ざかってしまいます。

「様子を見ましょう」と医師が言うのは、

「何も治療をせずに、数日あるいは数週間、数カ月の一定期間をおいてからもう一度診察や検査をする必要がある」

「何も治療をせずに経過を見て、何らかの症状の変化があった段階でもう一度受診をしてもらう必要がある」

と判断した時なのです。

また、大切なのは、この経過観察期間の後、患者さんの体にどんな変化があったか、あるいは何も変化がなかったかを最も正確に判断できるのは、「経過観察」という方針を選択した初診医だということです。つまり、「何もしてくれなかった」と思って別の病院に行ってしまった人は、経過観察を始める前の状態を知らない医師に初めて診察されることになります。

初対面の医師は、それまでの病状の変化を正確に把握できないため、患者さんにとってはかえって不利益が大きくなってしまうのです。

一方、「様子を見ましょう」と患者さんに伝え、「経過観察」という医療行為の最中のつもりでいた初診医は、その行為をやむなく中断することになってしまいます。これは医師にとっても残念な結果です。

また、本人を診察することなく「経過観察」という医療行為を選択することは決してできない、というのも、みなさんに分かっておいていただきたいことです。

私のもとにはよく、

「1週間くらい前から食後に下腹が痛いんです。病院に行った方がよいでしょうか？」

といった健康相談が送られてきます。

勤務中に、かかりつけの患者さんから電話で、

「今朝から少ししんどいのですが、外来に行った方がよいでしょうか？」

と聞かれることもよくあります。

こういう質問をされて、「病院に行かなくても大丈夫ですよ」と答えることはまずありません。

私には、本人を診察せず、本人の語る主観的な情報だけを頼りに「経過観察」という医療行為を行うことが可能とは到底思えないからです。

よって私は、

「不安なら病院に行って相談してください」

「外来に来て一度診察させてください」

と答えざるを得ません。

「私は診察もせずに医療行為を提供するだけの責任を負うことはできません」という意味です。「経過観察」とは、そのくらい重要な一つの医療行為だからです。

医師との相性が悪い！と思ったらやるべき三つの対策

病院に一定期間通っているうちに、担当の医師との相性が悪くて悩んだ、という経験のある人は多いのではないでしょうか？

いくら有能で人柄が良い医師であったとしても、人間同士には相性があります。医師との相性が悪いと病院に通うのも苦痛になり、それは治療に悪影響を及ぼします。

とはいえ、

「あなたとは相性が悪いので医師を代えてもらえませんか?」

と直接言うのは難しいでしょう。

では、こういう場面でどんな対策を取ればよいのでしょうか?

ここで三つの対策を具体的に提案してみたいと思います。

1 曜日を変更する

仕事の関係で特定の曜日しか病院に通うことができない、という人を除いては、「曜日を変更する」というのは一つの手です。

病院では、曜日によって外来担当医が異なるのが一般的です。特に大きな病院では、月曜から金曜（あるいは土曜）までそれぞれ別の医師が外来を担当することが多く、曜日を変えれば医師が変わります。人が少ない科では、一人の医師が週に2回以上外来を行っているケースもあるため、事前に病院のホームページで外来担当表を確認するのがよいでしょう。

曜日の変更に細かい理由を説明する必要はありません。たとえば「今、月曜に通っているのですが、種々の事情で都合が悪くなったので火曜に変更してくれませんか？」と言えばよいだけです。実際に、仕事の都合や家庭の事情で曜日変更を希望される方は少なくありません。

なお、毎日同じ医師が診察するクリニックの場合は、もちろんこの手は使えません。

2 同じ曜日の別の医師に変更する

曜日の変更が難しい方は、同じ曜日に別の医師が外来を担当していないかどうか確認しましょう。これも、外来担当表を見れば簡単に分かることが多いはずです。

人数が多い科では、同じ曜日に2人以上の医師が外来を行っていることがむしろ一般的です。別の部屋で外来を行っている医師に変更してもらえば、自分のスケジュールを大きく変える必要がなくなります。

「A先生の外来に通いたいのですが、いいでしょうか?」

と担当の医師に直接伝えてもよいですが、抵抗がある方も多いでしょう。その場合は、外来看護師にその希望を伝えることをお勧めします。

病院によっては、午前と午後で医師が異なるケースもあります。その場合は曜日を変えずに時間を変えることで医師を変えることができます。こちらも外来担当表を参照するとよいでしょう。

3 別の病院に変更する

病院を変更してしまう、という方法もあります。

同じ開業医が毎日診療するクリニックでは、この方法しかありません。また、担当の医師だけでなく、病院全体の対応に不満がある、といったケースでは、違う病院に通いたい、という気持ちになる人もいるでしょう。

この場合に決してやってはいけないのは、担当医師に何も告げることなくこっそり別の病院に行くことです。

私は実際に、別の病院からこのようにしてやってきた患者さんを診療することがあるのですが、非常に困るのが、それまで通っていた病院でどんな検査や治療を受け、どんな経過をたどったのか、どんな診断を受けているのかなどが全く分からないことです。

ご本人は「これらの情報は自力で伝えることができる」と信じてやってきているのですが、まず的を射ない説明をされることがほとんどです。**治療経過を正確に説明できるのは、その患者さんを直接診療した医師だけだからです。**

よって、その医師に必ず診療情報提供書（紹介状）を書いてもらう必要があるのです。

「別の病院に行きたい」と直接伝えるのは抵抗があるかもしれませんが、転居や、通院に付き添ってくれる家族の都合、交通手段の変更、職場の変更など、実にさまざまな理由で病院を変更せざるを得ない人はいます。

病院を変更したい旨を医師に伝えることに、さほど抵抗を感じる必要はないでしょう。くれぐれも、何の情報も持たずに病院を飛び出すことのないよう気をつけましょう。

ただし、私は「安易な病院や医師の変更」を勧めたいわけでは全くありません。むしろ、こうした変更には一定のリスクがある、ということは理解しておく必要があります。このことについては次の項で述べます。

病院を安易に変えるのはなぜお勧めできないか？

病院を変えることによって患者さんが負うリスクは二つあります。

一つ目は、通院（入院）している病院を変えることで、これまでの治療経過を自分の目で一度も見たことがない医師が患者さんを診なければならない、ということです。

確かに、前述の通り紹介状を使えばある程度の情報は申し送ることができます。しかし、長い時間かけて蓄積した全ての情報を、細部に至るまで余すことなく他の医師に伝えるのは困難です。

したがって、これまで診てきた医師と、初めて診る医師との間には、どうしても情報量の格差ができてしまう、というリスクがあります。後から見る医師は情報量が足りないことで、病状を適切に判断しづらくなる恐れがあるのです。

また、病院を変えるもう一つのリスクは、**患者さんが「治療がうまくいっていない」と感じて病院を変えたいと思ったものの、実際には治療はうまくいっていた、というケースがあること**です。

怪我やインフルエンザのように数日単位で良くなる病気であれば、経過の良し悪しは患者さんにも判断しやすいでしょう。しかし、数カ月単位でゆっくり良くなるような慢性的な経過をたどる病気は、「治療がうまくいっていないのか、非常にゆっくり良くなっている経過を見ているのか」を、医療の専門家でない患者さんが判断するのは困難です。

そして、その判断が最も適切にできる可能性が高いのは、さまざまな治療の反応を最初から長期間自分の目で見てきた医師なのです。

「全然良くならない」と言ってドクターショッピングのようにさまざまな病院を行ったり来た

りすると、情報がひとところに蓄積せず、かえって治療に時間がかかることもある、というわけです。

もちろんこういう方も、いつかは満足できる医師に出会うでしょう。そこで治療がうまくいったと感じたら、

「ようやくまともな医者に出会えた。やっぱりこれまでの医者はダメだったんだ」

と思い、これからも何か症状があるたび複数の病院に通うことになります。これは、患者さんにとって不利益の大きな悪循環です。

以上のようなリスクを考慮すると、病院や医師の安易な変更は避け、どうしても相性が合わないケースのみ、前述のような方法で変更を検討するのがよいでしょう。

医師の説明が煮え切らない理由と知っておくべき検査の限界

病院で検査を受けた際、医師に「異常はありません」「大丈夫です」と言ってほしいのに言っ

てもらえず、不安を感じた経験のある方は多いのではないでしょうか。安心させてほしいのに、何かと言い訳がましく長々と説明され、すっきりしなかったという方も多いでしょう。

なぜ医師の説明はいつも煮え切らないのでしょうか？

医師にとって、どうしても検査結果をクリアカットに説明できない理由が二つあります。

まず一つ目は、検査の結果、異常が「ない」と言い切ることは原則できないということです。厳密には、どれだけ優れた検査であっても、「ない」ことを完全には証明できないからです。

一例として、ＣＴ検査を挙げてみます。

ＣＴとは、Ｘ線をさまざまな方向から当て体を輪切りにした写真を撮影する検査のことです。一方向からＸ線を当てて一枚の写真を撮る単純Ｘ線検査（レントゲン）と違って、ＣＴでは体内の状況を奥行きを持って画像化できます。病状をより精密に知ることができるため、医療現場では必須の検査となっています。

ところが、どれほど精密な画像が写し出せるＣＴ検査でも、写ったものが異常であるかどうかの判断が困難なケースはあります。

たとえば、多くのがんは進行すると周りのリンパ節に転移します。そして、転移したリンパ節の中でがん細胞が増殖すると、リンパ節は大きく腫れてきます。

もしCT検査で2センチ、3センチといった大きなリンパ節が写っていれば、「異常がある。転移の疑いあり」と指摘できるでしょう。しかし、がんが転移したばかりのリンパ節の場合はどうでしょうか？

「転移を起こしているのにサイズはまだ正常」ということが起こりえます。医学的には明らかに病気が存在するのに、検査でそれを発見できないのです。**どんな検査にも、可視化できる限界がある、ということです。**

検査で発見できない病変が隠れているかもしれない以上、「異常はありません」と言い切ることはできません。結果として医師は、「この検査では異常は見つかりませんでした」と説明せざるを得ません。「ない」のではなく、「見つけられない」が正確な表現だからです。

検査の結果に関する説明が煮えきらない二つ目の理由として、**「検査は目まぐるしく変化する病状をある一時点で捉えて可視化したものに過ぎない」**ということがあります。

たとえるなら、激しく動いている動物をカメラで撮影して得られた写真から、「その前にどんな動きをしていたか」と「その後どんな動きをしそうか」を推測するわけです。あくまで一時点での情報にすぎないため、検査をした時点で異常が見つからなくても、その数時間後には異常が確認できるようになる可能性があるのです。

一例として、頭を打って検査をしたケースを考えてみましょう。

交通事故で頭を強く打撲して病院に行き、医師の指示で頭のCT検査を受けたとします。しかし、検査の結果、異常は見当たりませんでした。

自宅に帰ったものの、夜になって頭痛がひどくなってきました。そこで、もう一度病院に行って同じCT検査を受けると、頭の中に出血していることが分かる。

さて、最初の検査で出血を見つけられなかったのはなぜでしょうか?

頭部CT検査は、ある瞬間の頭の状態を静止画として捉えたものです。その数分後、数時間後に、どのように病状が変化するかまでは教えてくれません。最初は異常が発見されなくても、時間をかけてじわじわと出血し、数時間後に撮影したCTで初めて異常が発見される、ということがありうるのです。

医師は病気のこうした特性を知っているため、単に「異常はありません」とは決して言いませ
ん。「現時点では異常は見当たりませんが、今後どうなるかは分かりませんので、症状が悪化す
るようならその時点でもう一度受診してください」と言わざるを得ないのです。

私たちが目指すべきなのは、検査によって病気を正確に言い当てることではありません。検査
の結果を踏まえて、「次にどんなことが起こりうるのか」「次はどのタイミングで、どんな対応を
すべきか」を予見することこそが大切です。

患者さんが自宅に帰った後は、その「タイミング」は患者さんに委ねられます。したがって、
患者さんは、「どういう状況になればもう一度受診すべきか」を医師から聞き出しておく必要が
あるのです。

コラム 2

医師から患者になって初めて知った四つのこと

私が人生で初めて全身麻酔手術を受けたのは、医師になって8年目のことでした。右肩の大怪我が原因でした。

この時、手術前後で1カ月近くの入院を経験しました。そこで私は初めて「入院患者」になり、それまで全く気づけなかった驚くべき事実を知ることになります。

①全身麻酔手術は怖い

外科医の仕事は、毎日のように患者さんに全身麻酔手術を受けていただくことです。いつも手術前の患者さんからは、「ちゃんと麻酔が効くでしょうか?」「途中で麻酔が覚めたりしないでしょうか?」「手術が終わっても麻酔が覚めない、なんてことはないでしょうか？」と質問攻めです。

全身麻酔は薬で突然意識を失わせる行為なので、怖いのは当たり前です。しかし実体験のなかった私はそれまで、患者さんに軽い気持ちで「大丈夫ですよ！」と伝えていました。

実際、今日の全身麻酔の技術は非常に安全ですから、ことさらに心配する必要はありません。これは私が毎日のように肌で感じていたことです。

ところが、自分が全身麻酔手術を受ける段になると、言いようもない恐怖を覚えました。

「麻酔薬が注射される時はどんなふうに意識がなくなるのだろう？」

「目が覚めた時、口の中に気管チューブが入っているのは苦しくないだろうか」

「麻酔薬の副作用で出る吐き気はつらくないだろうか」

実にさまざまな不安が去来しました。

自分が手術を受けることになって初めて、全身麻酔への恐怖を味わうことになったのです。それ以後は、患者さんの不安をじっくり聞いて共感し、それまで以上に丁寧に繰り返し説明するようになりました。

②患者は医師に本当の気持ちを伝えない

手術後は、自分の体が問題なく回復しているかどうか、不安で仕方がありませんでした。医師である私ですらこうなので、医療の専門家でない患者さんからすれば、その不安は計り知れないでしょう。

そして、毎日のように主治医が病室に顔を見せるのを心待ちにすることになります。自分の体に関しての疑問が日に日にたまってくるからです。

ところが、いざ主治医が病室にやって来て、その忙しそうな姿を見ると、「今こんなことを言うと迷惑ではないか？」「ある程度、痛みは我慢した方がいいのではないか？」と気を遣うので、正直な気持ちは伝えにくくなります。とにかく話したいことがたくさんあるのに、遠慮して一部しか伝えられないのです。

私は医師として患者さんと接する時は、「不安なことがあれば私に何でも言ってくださいね」と言っていましたが、それだけでは不十分だということが分かりました。遠慮がちな方には忙しそうな姿をなるべく見せず、「じっくり全ての情報を引き出そう」という姿勢を見せるようになったのです。

③手術後はとにかくつらい

私たちは普段患者さんに、手術後はしっかりリハビリをするよう指導します。病状によっては安静にすべきケースもありますが、全身状態が許せば、術後は積極的に動いていただきます。こうした術後のリハビリが、回復を早めるためには最も大切だからです。

私は、術後ベッド上でじっと寝ている患者さんには、「もっと歩いてください」と少しスパルタな指導をしていたこともありました。ところが自分が手術を受けると、印象が大きく変わりました。

とにかく術後は全身がだるくて重く、起き上がるのも一苦労です。スムーズに歩くなどとても無理で、フラフラになりながらリハビリをしました。手術翌日からスタスタと病棟を歩いている高齢の患者さんがたくさんいたことを思い出し、改めて感心したのです。

手術後の患者さんはとにかくつらいということを十分認識し、その上で適切な言葉をかける必要があるのだと気づきました。

④ナースコールを押すのは気を遣う

私は患者さんにいつも、「何かあったらナースコール押してくださいね！」と軽い気持ちで伝えていたのですが、自分が入院すると、そう簡単でもないことに気づきました。入院中はささいな不安や看護師への用事が出てくるのですが、看護師たちが忙しい中、「こんなことでコールしていいのだろうか」と思ってしまうのです。

たくさんの患者さんの相手をしなくてはならない看護師たちに、自分のところに来てもらうにはそれなりの理由が必要だと考えると、ナースコールを押すことへの敷居は高くなります。

もちろん「何のためらいもなくナースコールを何度も押せる患者さん」がたくさんいるのも事実です。しかし、中には控えめな性格の人もいて、「ナースコールを押したいけれど遠慮して押せない」という人が多くいる可能性に気づいたのです。それぞれの患者さんの性格に応じて、適切なケアは違うことを実感しました。

医師は、何百、何千という患者さんを相手にする中で、患者さんへの診療が当たり前の行為になっています。しかし、医師として一人ひとりの「患者さんの立場で物事を考えることがいかに大切かを、私は入院経験によって初めて強く感じたのでした。

第3章

病院でよく見る患者さんの〝誤解〟

風邪は病院に行くべき？　早めの受診にメリットがない理由

風邪をひいたら「早めの段階で病院にかかって手を打っておきたい」という方は多いと思います。実際、病院には大勢の患者さんが「風邪を早く治したいから」という理由で風邪の「ひき始め」を狙って来られます。

特に高齢者の場合、「風邪が悪化して肺炎などを起こしてしまっては大変」という不安が強いため、早めに受診したいと考えるのも自然でしょう。

しかし、実は私たち医師の立場から見れば、風邪での早めの受診は、患者さんにとってデメリットが大きいと感じます。

なぜでしょうか？

その理由はいくつかあります。

まず、風邪の症状がまだ軽い早めの段階では、病院でできることはほとんどありません。

「病院で風邪薬を処方してもらえばいい！」と思った方がいるかもしれませんが、風邪薬は風邪を治す薬ではありません。風邪によって起こる、頭痛や鼻水、せき、たん、発熱などを抑える成分が含まれているだけです。

風邪の原因はほとんどがウイルス感染ですが、風邪薬にウイルスをやっつける成分は入っていませんし、そもそも風邪のウイルスをやっつけて風邪を治療する薬は存在しません。

そして、病院で処方される風邪薬と、市販の風邪薬は成分に大差がありません。もちろん病院で処方してもらえば健康保険によって薬の値段は多少安くはなるものの、つらい症状がある中で病院に出かけて行って、ようやく手に入れることを考えると割に合いません。

ここで、「抗生物質をもらえばいい。抗生物質は市販されていないから病院に行く意味はある！」と思った方がいるかもしれません。残念ながら、抗生物質（抗菌薬）は細菌感染症に用いる薬ですので、風邪に対しては効果が期待できません。前述の通り風邪はほとんどがウイルス感染だからです。ウイルスと細菌は全く異なる微生物です。

逆に、抗生物質には吐き気や下痢、アレルギーなどの副作用リスクがあるため、デメリットの方が圧倒的に大きくなります。したがって、風邪をひいた時に「早めに抗生物質をもらいに行く」というのも、お勧めできない行為です。

2017年に厚生労働省が出した「抗微生物薬適正使用の手引き」において、「感冒に対しては、抗菌薬投与を行わないことを推奨する」と明記されたことで、風邪に対して抗菌薬が処方されること自体が減っています。

「点滴してもらえばいい。点滴をしてもらったら風邪はきっと早く治る！」と思った方がいるのではないでしょうか？

特に高齢患者さんの中には、「点滴が万能だ」と信じ、点滴を希望して病院に来る方が多くいます。私自身、「点滴しても意味がないので、やめておきましょう」とお答えしたことは、数え切れないほどあります。

外来で行う一般的な点滴の成分は、ほぼ水です。水にナトリウムやカリウムなどの電解質が溶けており、成分としてはスポーツ飲料と似ています。風邪を治す成分はもちろん含まれていません。

点滴の主な目的は、全身倦怠《けんたい》感やのどの痛みによって食事や水分がとれずに脱水状態になっている時の水分補給です。

実際、「風邪の時に点滴をしてもらって楽になった経験がある」という方もいるでしょう。この時は点滴によって脱水が改善したからです。当然、この目的を考えれば、口から自力で水分がとれる方に点滴を行う意味はありません。

最後に、

「病院でもらえる〝うがい薬〟を使ったらのどの痛みがなくなったことがある。うがい薬を処方してほしい！」

と思った方がいるかもしれません。残念ながら、うがい薬は水道水に比べて風邪の予防効果が乏しいことが過去の研究で明らかになっています(1)。風邪の治療法として考えても、あえて水道水の代わりにうがい薬の使用を勧める理由はありません。

したがって私たちは、特別な理由がある場合を除き、安易にうがい薬を処方しなくなっています。

さて、以上のことを考えると、**風邪で早めに受診しても、実は「病院でしかできないこと」がほとんどない**、ということが分かります。風邪は自然に治る病気ですので、受診にかかる時間と労力を考えると、その時間を使って自宅でゆっくり療養する方が有効なのです。

ただし注意したいのは、ここに書いた内容は、「早めに治したい」という動機で病院によくやってくる「いつもの風邪」の患者さんに当てはまる話だということです。

高齢者の中には、持病などにより感染症に対して抵抗力が低く、風邪を契機に他の重篤な感染症を合併するリスクのある方もいます。自分にとって「いつもの風邪と少し違う」と思った時は、もちろん受診をためらう必要はないでしょう。

風邪は老若男女が、人生で何度となく経験する病気です。自分で「いつも通りか」を自己チェックし、病院を上手に利用することが最も大切です。

点滴の中身は何なのか？

前項で、風邪の時に使用する点滴はほぼ水だ、と書きました。

点滴の時に使う液のことを、正確には「輸液製剤」と呼びます。輸液製剤にはたくさんの種類がありますが、仮に風邪で点滴をしてほしいという方に投与するなら、選ぶのは「細胞外液補充液」と呼ばれるタイプのものです。

血液と浸透圧がほぼ等しい製剤で、血管内に注入することで効率よく水分を補うことができます。

では、具体的には何が含まれているのでしょうか？

中でもよく用いる「乳酸リンゲル液」を一例として挙げてみましょう。

この輸液製剤の中身は、水に以下の電解質が溶けたものです。

ナトリウムイオン

カリウムイオン

カルシウムイオン
塩化物イオン
乳酸イオン
よってこれを、「電解質輸液」と総称することもあります。要するに、「水に電解質イオンが溶けているだけの液体」です。前述の通り、風邪などの「病気を治す成分」はもちろん含まれていません。
ちなみに、ポカリスエットの成分も見てみましょう。
ナトリウムイオン
カリウムイオン
カルシウムイオン
塩化物イオン
乳酸イオン
酢酸イオン

マグネシウムイオン

ここに味を調整する甘味料などが含まれているだけです。内容はほとんど同じですね（含まれている電解質の種類はポカリスエットの方が多い）。

つまり、ポカリスエットで風邪が治らないのと同じように、点滴で風邪は治りません。入っているものに大差がないからです。

ただし、成分に大差はなくても、それぞれの濃度は異なります。たとえば、乳酸リンゲル液のナトリウムイオン濃度は131mEq／Lですが、ポカリスエットは21mEq／Lしかありません。

なぜだと思いますか？

ナトリウムイオンが131mEq／Lもあると、しょっぱくて飲むのが大変だからです。

つまり、**「口から飲む製剤は『味が許容できる』という条件を満たす必要があるが、点滴はその必要がない」**ということがポイントなのです。これにより、血液に近い浸透圧の液体を体内に注入することができます。

風邪をひいた時や胃腸炎で下痢や嘔吐が続いた時に、水分が十分に取れずに体が脱水状態になり、水分が足りなくなっていることがあります。これは、点滴で血液と同じ浸透圧の水分を血管から注入し、水分を体内に効率よく補うべき時です。

また、喉が痛くて水分も摂れない、水分を飲んでも嘔吐《おうと》してしまう、という時も点滴は有効です。これは、「口から水分が摂れない時」だからです。

もちろんこういうケースでは、「点滴をしてほしい」と頼まなくても医師が必要性に応じて点滴をしてくれるでしょう。

一方、自力で水を飲める時は、なるべくスポーツドリンクや、ＯＳ－１のような経口補水液を利用した方が有利です。こういう時に血管に針を刺して無理やり水分を注入すると、水分が過剰になって心臓に負担がかかったり、血管内に細菌が入って感染したりするリスクの方が大きくなってしまいます。

点滴の目的を知っておき、必要な時のみ利用することが大切なのです。

熱中症と脱水症対策によく見る誤解

暑い時期になると、病院には熱中症の患者さんがたくさん訪れます。若い人から高齢者まで、誰しも暑さで体調を崩してしまうのです。

熱中症とは、長い時間高温な環境にいることで生じる全身性の障害のことです。倦怠《けんたい》感や頭痛、めまい、吐き気、筋肉痛、筋肉のけいれんなど、多彩な症状が現れます。重度になると、意識を失ったり、肝臓や腎臓などの臓器障害が起こったりして、命の危険が生じることもあります。

一般的に、熱中症が重症化しやすいのは高齢者と子供（乳幼児）です。高齢者が重症になる理由は二つあります。

一つは、体温調節機能が低下していて、うまく体温の調節ができなくなっていること。もう一つは、持病のために脱水になりやすくなっていることです。

たとえば、糖尿病の方は多尿の症状によって水分が奪われやすく、脱水になりやすい傾向があります。また、高血圧や心臓、肝臓などの病気で利尿薬を飲んでいる方も同じく、尿から水分が失われやすくなっています。

一方、乳幼児は、体温調節機能が未熟であることと、体重あたりの体表面積が大きく、体表から水分が失われやすいことが原因です。

熱中症が起こるのは、屋外で直射日光が当たる空間だけではありません。室内でも高温多湿の環境であれば熱中症にかかりやすくなります。キッチンで火を使って長時間料理をしていて熱中症になる患者さんもいます。室内だとかえって油断し、対策を怠ってしまうこともあるのです。

エアコンや扇風機、保冷剤などの使用、涼しい場所での適度な休憩、適切な水分補給を習慣化しなければなりません。

なお、水分摂取には少し注意が必要です。

高温環境下で活動し、多量の発汗で失われた水分を、水やお茶など電解質の少ない飲料で補うと、体液が薄まり、かえって脱水が悪化する危険性があります。汗をかくと、水分と同時にナトリウムなどの電解質が失われるため、電解質を十分に含む飲料で補水しなければなりません。

スポーツドリンクや、0・1%～0・2%の食塩水、市販の経口補水液などが理想的です。暑い時期には常備しておくのがお勧めです。

ちなみに、熱中症で外来受診された方に点滴を行うことがありますが、一般的な点滴の量は1本500㎖、つまり、小さなペットボトル1本分です。病院まで行って1本点滴をするくらいなら、活動中に同じ量の水分を補給する方がよいでしょう。

また、熱中症対策として、おでこに冷却シートを貼っている方をよく見ますが、残念ながら、おでこを冷やしても効果はありません。

体温上昇を防ぐ鉄則は、太い血管が通っているところを冷やして、体を流れている血液の温度を下げることです。

体の中で太い血管が通っている場所は、首と脇の下と足の付け根（そけい部）です。熱中症の応急処置としては、この部分を氷や保冷剤で冷やす方が有効です。

もちろん、そもそもこうした限定的な部分にこだわらず、全身に水をかけて体全体を冷やす方がよほど効果的です。重度の場合は、病院でもこうした対応を行っています。

少なくとも、おでこのような狭い範囲を冷やすことは、多少気持ちが良いだけで熱中症対策にはならない、という点には注意してください。

救急車を呼ぶか迷ったら？　知っておくべき二つのツール

救急外来で勤務していると、「風邪をひいた」「手をけがした」といった、ごく軽い症状で救急車を利用する人があまりに多い、という事実を目の当たりにします。救急車を便利なタクシー代わりに利用する方も大勢います。

実際、消防庁の調べによると、救急車の利用の約半数は軽症だとされています(2)。本当に必要な人のところに救急車の到着が遅れる原因となるため、救急車の適正利用は非常に大切です。

特に高齢者の場合、いつ救急車を呼ぶべきか迷うことも多いでしょう。軽い症状で救急車を呼ぶのは当然避けたいものの、自分では病気の重さを判断するのが難しい。そう感じる方も多いと思います。

また、急に何らかの症状が出てつらい時に、救急車を呼ぶべきかどうかを悩む心の余裕はたいていありません。したがって、普段から「どういう症状なら救急車を呼ぶべきか」についてある程度知っておかねばなりません。

また、「自分ならタクシーを使って自力で病院に行く」という方でも、他人が何らかの症状で苦しんでいる時に、「救急車を呼ばなくてよい」という決断をその場ですることは難しいはずです。

では、どんな症状なら救急車を呼ぶべきなのでしょうか？　救急車を呼ぶかどうか迷った時、何を根拠に救急要請するかを判断すればいいのでしょうか？

ここでお勧めしたいのが、消防庁が作成している「救急車利用リーフレット」（次頁）を読んでおくことです。分かりやすいイラストとともに身体の部位別に症状が列記されており、救急車を呼ぶべきかどうかの判断が簡単にできるようになっています。高齢者専用の「高齢者版」が発行されているため、これを印刷して目につくところに貼っておくのがお勧めです(3)。

また、救急車を呼ぶかどうか悩んだ時に、市町村の「救急安心センター」（相談窓口）に相談

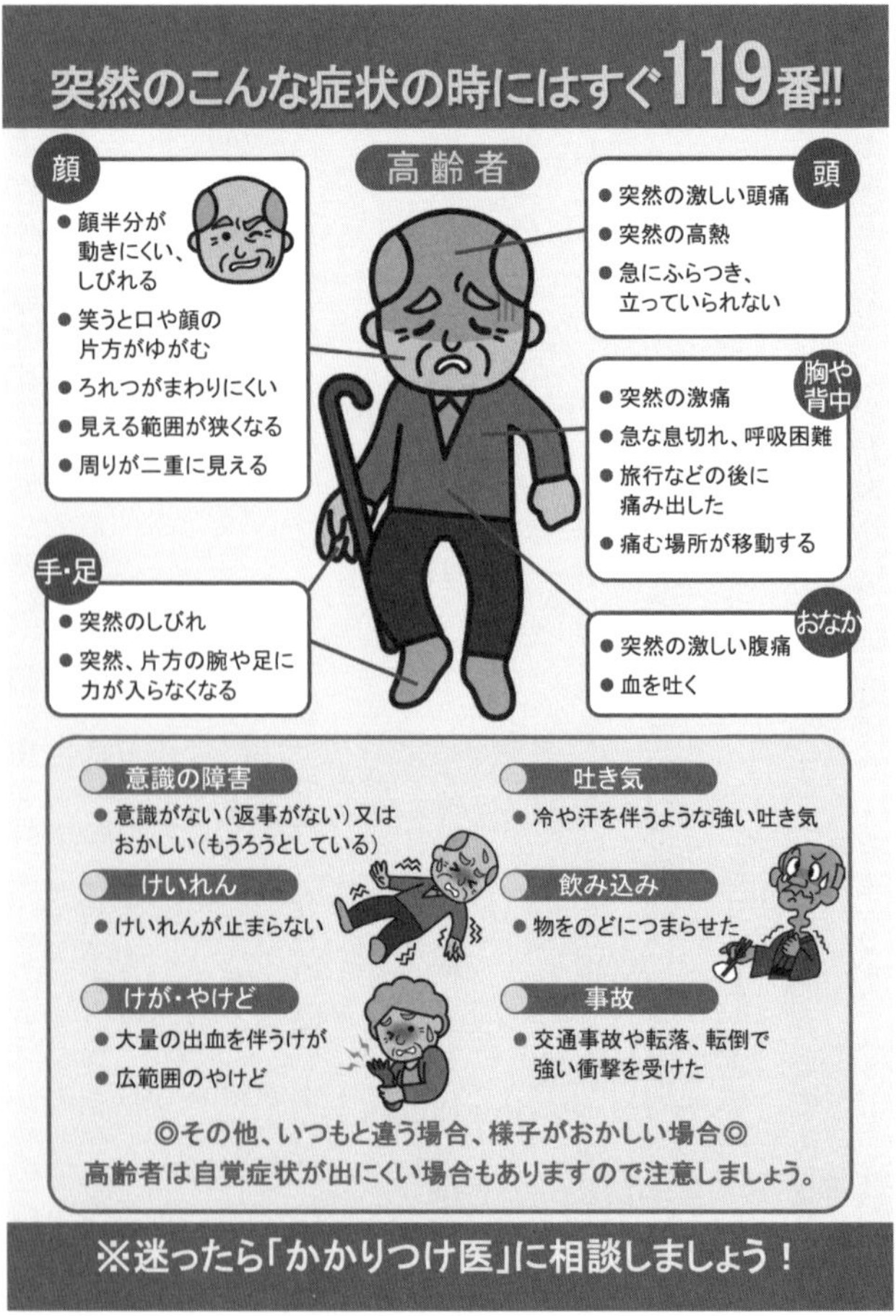

「救急車利用リーフレット」　消防庁作成

する手もあります。番号は「＃７１１９」で、詳細は各市町村のホームページでも確認できます。「近くの救急病院がどこにあるか」や「応急手当てはどうすればよいか」といった相談をすることもできます。原則24時間３６５日体制で、看護師などの相談員が相談にのってくれます。

慌てている時に番号を調べる余裕はありませんので、普段から携帯電話などにこの番号を入れておくのがお勧めです。

さらに、スマホが使える人は「全国版救急受診アプリ（Q助）」という便利なアプリもお勧めです。消防庁が作成したもので、症状を入力するだけで救急車を呼ぶべきかどうかを知ることができます。

もちろん、これらのツールを使用する余裕がないほど症状が強い時は、迷わず救急車を呼ぶべきです。しかし、いざという時に備えて普段から救急車に関する情報を整理し、頭に入れておくことも大切なのです。

ちなみに、救急車で搬送される患者さんのうち、４割弱を75歳以上の高齢者が占めています[(2)]。**高齢者の救急車利用がますます増える中で、それぞれが本当に必要な時だけ救急車を使**

う、という心がけが大切です。

「○○は体にいい？」医師が答えに悩む理由

患者さんからよく、

「○○は体にいいんですよね？」

「○○をすると健康になれますか？」

といった質問を受けます。実はこうした質問に答える時、医師にはかなり慎重さが求められます。「体にいい」「健康になる」という漠然とした言葉をきちんと医学的に定義した上で返答しなければならないからです。

たとえば、新聞広告やテレビＣＭを見た患者さんから、「乳酸菌は腸に優しいのか」という質問を受けたとします。これに対する私たち医師の答えが、単に「優しいです」あるいは「優しくありません」であることは、まずありません。

この質問に答えるには、「腸に優しい」を医学的に定義する必要があるからです。たとえば、「乳酸菌は便秘の改善に有効か」という質問であると解釈するなら、以下のような内容を分かりやすく説明します[(4)]。

・いくつかの研究結果で、乳酸菌などの生きた微生物の摂取によって排便回数が増えることが分かっています。

・ただし、どんな種類の微生物がいいか、どのくらいの期間摂取すればいいか、といった詳しいことはまだ十分には分かっていません。

当然ながら、「乳酸菌は腸炎による下痢の改善に有効か」「乳酸菌は腸閉塞の予防に有効か」など、質問の解釈が変われば返答も変わってきます。同じ「腸に優しいか」という質問でも、それをどう定義するかで答えは変わってくるということです。

別の例も挙げてみましょう。

私は消化器を専門とする外科医ですが、胆石で手術が必要になった方に胆のうを摘出する手術について説明する機会がよくあります。

その際、患者さんから、「胆のうを取ってしまったら元気がなくなる、と聞いたのですが大丈夫でしょうか？」と言われることがあります。普段おなかの中で毎日働いてくれている臓器を摘出してしまうのですから、不安になるのは当然でしょう。

そこで私はまず、「元気がなくなる」という漠然とした結果を医学的な言葉で言い換えながら、以下のようにお答えします(5)。

・胆のうはなくても体に大きな問題を起こすことはなく、疲れやすさや病気のかかりやすさに影響はないでしょう。

・ただし、胆のうがない方の中には、下痢をしやすくなる方がごく一部にいるという報告があります。もしそうなった場合は、適切に治療をしましょう。

胆のうの摘出と、その結果起こりうる事象との因果関係を医学的な言葉で説明する、というわけです。

つまり、「腸に優しいか」「体にいいか」「健康になれるか」といった話し言葉での疑問を医学的な命題に言い換えなければ、私たちは正確な答えを提供できない、ということです。

もちろん、患者さんにこのような「医学の機微」を理解してほしいなどと言っているわけではありません。**医師と話す際には、どんな質問にもスムーズかつクリアに、「打てば響く」ように白黒はっきりした答えが返ってくるとは限らない、という点を理解しておいた方がいい、ということです。**

医学的な事実に誠実に向き合い、患者さんに真に正確な情報を提供したいと考える医師は、「分かりやすさと医学的な正確性」とのはざまでいつも悩んでいます。この悩みが全くなく、全てをクリアに説明できる医師がいるとしたらどうでしょうか？

その医師は患者さんにとって「短期的には」満足度の高い医師かもしれませんが、きっと患者さんが長期にわたって信頼できる名医にはなれないはずです。

医師は、患者さんに分かりやすく、かつできる限り医学的な正確性を損なうことなく専門的な知識を伝えるために、たゆまぬ努力をする必要があるのです。

医師は病気をどう診断するか？　意外に知らない検査結果の解釈

医師が検査結果を示して「あなたは○○という病気です」と病名を告げ、患者さんが落胆する――。

こんなシーンを医療ドラマでよく見ます。「医師が検査結果を見れば明確に病気を診断できるものだ」と信じている方は多いでしょう。

しかし、実は病気の診断はそうシンプルでないことの方が多いのです。

病気の診断は、さまざまな情報を組み合わせなければ行えません。経過について問診し、体を診察し、血液検査やさまざまな画像検査などを行い、その結果を総合的に見て診断します。

たとえば、糖尿病は誰もがご存じの病気でしょう。この診断は、血糖値（測定方法は3種類ある）、ＨｂＡ１ｃと呼ばれる検査値、糖尿病に典型的な症状などの条件を組み合わせ、かつ必要に応じて再検査を行う、という複雑なフローチャートによってなされます。

また、全身性エリテマトーデスと呼ばれる自己免疫疾患には、症状や検査結果など診断に必要な項目が11種類もあり、そのうち4項目以上を満たすもの、という基準があります。

病気の診断には、多くのステップが必要となるのが一般的なのです。

当然ながら、「何らかの病気の兆候がある可能性はあるが、その所見はまだあいまいで、病名をつけることができない」というような患者さんも現れます。

「明確な診断はつかないものの、時間をおいて再検査したり、生活改善を行ったりするなど、必要な対処法はある」というケースもあります。

「病気か病気でないか」は、白黒はっきりした概念ではありません。「病気」と「病気でない状態」の間には、なだらかに変化するグラデーションがあるということです。

1回の診察で病気をズバッと診断できる医師や、単一の検査で病名をはっきりさせてくれる医師が名医である、と思う方は多いかもしれませんが、人間の体はそう単純なものではないのです。

病気の診断がシンプルではない、という点で、理解しておいていただきたいことがもう一つあります。

健康診断などで血液検査を受け、その数値が異常であったために医療機関の受診を指示された、という経験のある方は多いでしょう。しかし、実は「検査結果が異常か正常か」というのもまた、白黒はっきりした概念ではありません。

お酒の好きな方がよく気にされる「γ-GTP」を例に挙げてみましょう。

γ-GTPは血液検査で測定できる数値で、アルコール性肝障害など、肝臓の障害がある方で高くなる傾向があります。γ-GTPの基準範囲の上限は男性で50、女性は32程度に設定されていることが一般的です。この数値を「カットオフ値」と呼び、この値を超えていると健康診断で「高い」と言われる可能性があります。

では、このカットオフ値は「正常か異常か」を二分するラインなのでしょうか。γ-GTPが50の男性は正常、51なら異常でしょうか？

もちろんそうではありません。

単一の検査結果を「正常か異常か」という観点で単純に解釈することはできません。前述の「健康か病気か」の議論と同じように、「正常」と「異常」の間にはグラデーションがあるからです。

よって、検査結果の数値が、そのグラデーションのどのあたりに位置しているかによって、医師が患者さんに伝えるべきことは異なりますし、患者さんがすべきことも異なってきます。「正常なら何もしなくていい、異常なら治療しなくてはならない」というシンプルな二元論は成立しません。

また、**単一の検査結果より、「検査値の推移」を見る方が大切なこともあります。**

検査値が基準範囲を超えていても、「数回の検査結果の推移を見ると徐々に下がっている」というケースでは、「何も治療せずに様子を見る」という選択が可能かもしれません。逆に、基準範囲には入っているものの、徐々に増加傾向にあるなら、何らかの注意喚起が必要なこともあるでしょう。

臨床現場ではこうした検査結果の変化は、しばしば単一の検査結果よりも重要な判断基準と捉えられます。

以上のように、病気の診断や検査結果の解釈については、医師―患者間で解釈のズレが起こりやすいと感じます。コミュニケーションエラーを防ぐためにも、患者さん側が、ここに書いた検査の特質を知っておく必要があるでしょう。

「先生ならどの治療を受けますか?」に答えるのはなぜ難しいか

患者さんに検査や治療を提案する時は、考えうる選択肢のメリット、デメリットを医師が丁寧に説明し、患者さんから十分な理解と同意を得た上で選ぶ、というのが一般的です。これを「インフォームドコンセント」と呼ぶこともあります。

しかし、専門知識を持たない患者さんに対して、十分な説明をした後、「好きな方をお選びください」と言っても、すんなり一つを選べる方は多くありません。

そこでよく患者さんからいただくのが、「先生ならどうしますか?」という質問です。

ご家族の治療に悩んでいる場合は、「先生のお母さまならどうされますか?」と聞かれることもあります。

治療の選択に悩んだ時、「目の前の医師が自分の立場ならどうするか」という疑問を持つのは当然です。知識が豊富な専門家が、もし同じ立場に立たされたらどう考えるかを参考にしたい、と考えるのはごく自然なことでしょう。

しかし、実は私たち医師にとって、これは答えにくい質問なのです。そう思う理由は、大きく分けて二つあります。

一つ目は、「自分ならこうする」という医師の回答は、患者さんに絶大な影響を与えてしまうことです。特に「自分を信頼してくださっている」と感じる患者さんに対して、「私ならこれを選びますよ」と安易に答えると、自分が選んだ選択肢にほぼ完全に誘導することになってしまうのです。

患者さんは「治療の詳細はあまりよく理解できなかったが、先生がこれを選ぶと言っているのだから間違いないだろう」と思ってしまう恐れがあります。

こうして理解が不十分なまま治療を始め、何らかのトラブルが起きた時、医師と患者さんとの間の信頼関係が崩れてしまう恐れがあるのです。

むろん、医師の考えを聞きたいと考える患者さんに対して、「お答えできません」としか答えないのは誠意を欠く行為です。そこで私は、自分の立場であればどれを選ぶかを説明した上で、「治療から具体的にどんなメリットを享受でき、デメリットをどういう理由で許容するか」を丁寧に説明します。

特に、デメリットを許容できない可能性があれば、自分の選択肢をお勧めすることはできません。非常に慎重な説明が必要になるポイントです。


「自分ならどういう治療を選ぶか?」という質問の答えが難しい理由のもう一つに、「患者さんと全く同じ状況に自分の身を置いて考えることはできない」ということがあります。

自分とは全く異なる年齢、性別で、これまでにかかった病気などの医学的背景も異なる人を自分に置き換えて考えることの難しさもありますが、それ以上に、患者さんを取り巻く環境に身を置いた自分を想像することの難しさがあります。

治療選択には、家庭環境を含めた社会的背景が大きな影響を与えます。これは第1章でも触れた通りです。

たとえば、外来通院で副作用のリスクが高い治療を行う時は、何かあった時に容易に病院に行ける交通手段があるかどうか、困った時に協力してくれる家族がいるかどうかが重要です。患者さんが入院して治療を受けるなら、家族はたびたび病院に行かなければなりません。

新たな薬を始めたり、リスクを伴う検査をしたりする時など、ことあるごとに家族は病院に呼ばれ、医師から頻繁に説明を聞くことになります。

患者さんが急変したら、休日でも夜中でも病院から電話がかかります。手術になれば、朝から晩まで家族が病院に詰めることもあります。

入院中は、医師や看護師などの医療スタッフだけで全ての患者さんの細かな日常生活をカバーできません。やはり病状によっては、定期的に家族の来院が必要、と説明せざるを得ないケースもあります。

さらに、家庭によっては「幼稚園に通う小さな孫がいる」「受験を控えた高校生の息子がいる」

るでしょう。

「つきっきりで介護が必要な配偶者がいる」といった、ライフステージに応じた固有の制限もあ

　医師にとっては、これらの社会的背景を持つ患者さんに、自分をぴたりと当てはめて考えることは極めて困難と言えます。むしろ医師には、「自分には正確な判断が困難である」という自覚や謙虚さがなくてはならない、とすら言えます。

　医師は、この難しさを患者さんに十分に伝えた上で答えを用意する必要がありますし、患者さんは「あなたならどうするか」に対する医師の答えが、こうした社会的背景を完全に自分に置き換えて導き出されたものではない、ということを十分理解しておく必要があるでしょう。

　このように、患者さんが「先生ならどうしますか」という質問を医師にする時は、十分な注意が必要なのです。

第4章

知っておくべき薬の知識

お薬手帳の効能　飲み合わせより大切なこととは？

第1章では、病院に持っていくべきものとしてお薬手帳を挙げました。

処方されている薬の種類が多い高齢者の場合、全ての薬の名前をそらで覚えておくことは困難です。しかしお薬手帳があれば、わざわざ暗記する必要はなくなります。飲んでいる薬を医師に正確に把握してもらうためにも、お薬手帳は受診時に必ず携帯しなければなりません。

むろん、ここまでは誰もがよくご存じでしょう。「何を今さら」と思った人も多いはずです。実は医師の立場から見ると、お薬手帳の効能は「飲み合わせを知ること」だけではありません。お薬手帳には、もっと重要な情報がたくさん含まれているのです。

まず、医師がお薬手帳を見れば患者さんの「既往歴」がある程度分かります。

既往歴とは、「これまでにかかった病気」や「現在治療中の持病」のことです。この数が多い人にとっては、全てを暗記し、医師に説明するのは大変です。

ご高齢の方は特に、さまざまな持病を持っていて、同時に複数の病気を治療中ということが多いでしょう。特に問題となるのが「自覚症状のない病気」です。

私たちが「何か治療中の病気はありませんか」と尋ねると「何もありません」という答えが返ってきたのに、お薬手帳を見ると、高血圧と糖尿病と脂質異常症（コレステロールや中性脂肪が高い状態）の薬をたくさん飲んでいることが分かる、というケースはよくあります。

これらの生活習慣病は、ほとんどの場合、自覚症状がありません。症状がないにもかかわらず、値を基準範囲に維持しておかなければ気づかないうちに体をむしばんでいく、というのが生活習慣病の怖いところです。

症状がない病気の場合、患者さんにとっては「治療中である」という意識を持ちづらく、思わず医師に伝え忘れてしまうことがあります。しかし、お薬手帳を持っていればどうでしょうか。私たちは処方された薬を見るだけで、病気の存在を容易に知ることができるのです。

また、「病気があるかないか」だけでなく、病気によっては薬を見るだけでその重症度が分かることもあります。たとえば、同じ糖尿病でも、1種類の内服薬を飲んでいるだけの人もいれば、複数の種類の内服薬を組み合わせて飲んでいたり、注射薬を使用している人もいます。

生活習慣病に限らずどんな病気であっても、処方された薬の内容を見れば、その病気が「どの程度悪いのか」を医師はイメージできます。自分のかかっている病気の詳細を専門知識のない患者さんが全て自力で説明するのは難しいことです。この説明を「お薬手帳に任せられる」と考えると、その有用性はよく分かるでしょう。

さらに、お薬手帳に書かれた医療機関の名前や医師の名前を見ることで、私たちは、かかりつけの医療機関を知ることができるとともに、その医師がどんな意図で治療しているのかを推測できます。

のちに私たちがその医療機関に紹介状を書かねばならなくなった時、お薬手帳から推測された治療方針が参考になります。この点も、お薬手帳の隠れた効能と言えるでしょう。

お薬手帳には、診療に役立つ重要な目的がたくさんあります。普段から必ず持参することを心がけてください。

時に薬局や医療機関ごとに複数のお薬手帳を持っている患者さんを見かけます。情報が分散して危険ですので、必ず一冊に統一するようご注意いただきたいと思います。

飲み薬と点滴は何が違う？　使用方法を守らないと危険なわけ

第1章で、「自己判断で薬を調整するのは危険」という話を書きました。日々患者さんを診療していると、薬の飲み方を勝手に変えてしまう方によく出会うからです。理由は、「副作用が心配だから」「飲みすぎると体に良くないから」といった漠然としたものです。

これがなぜ危険なのかは、薬のはたらきを知ると理解しやすいと思います。

飲み薬は、口から体の中に入ると、体内で溶けて血液中に入ります。これが全身をめぐり、必要な場所で作用を発揮します。血液中に入った薬の成分は時間がたつにつれて分解されるため、効果を持続させるには、定期的に同じ薬を体に補充する必要があります。

たとえば1日1回の内服が必要な薬なら、24時間おきに補充すべきだ、ということです。1日3回の内服が必要なら、8時間おきに補充する必要がある、ということですね。薬の性質によって、補充すべき最適なタイミングが決まっているわけです。

座薬の痛み止めなどにも同じことが言えます。直腸の中で薬が溶け、その成分が血液中に入り、全身をめぐって効果を表します。

もちろん、どんな薬にも副作用があります。副作用という「デメリット」を許容するには、それを上回る効果という「メリット」がなくては割に合いません。定められた飲み方を守ることで初めて、十分な効果を期待できるのです。

塗り薬（軟膏など）のように、局所的に作用する薬も多くあります。これらは、内服薬のように成分が全身をめぐって作用する薬ではありませんが、時間とともに効果が弱まるのは同じです。定められたタイミングで追加使用する必要があります。

では、点滴で投与する薬はどうでしょうか？

点滴は、血管に針を刺し、血液中に直接薬を注入する方法です。口から飲んだり、直腸から吸収されたりするプロセスをショートカットし、最初から血液の中に薬を入れる方法だと考えると分かりやすいでしょう。

点滴の場合、飲み薬や座薬などと違い、使用方法を患者さん自身が自由に変えることができません。医師や看護師など医療スタッフの管理のもとで、厳重にタイミングを守りながら投与されるからです。

よって、飲み方を守るのが難しい患者さんの場合、私たちはあえて飲み薬ではなく点滴を選ぶこともあります。

以上のように、飲み薬や座薬など自宅で使用する薬を処方された時は、きちんと用法を守るよう気を付けていただきたいと思います。

当然ながら、医師を含め医療スタッフも、薬の使用方法や原理を処方時にきちんと説明しなければなりません。患者さんはこちらの指示に従っている、と思いこんでいても、実は全く異なる方法で薬を使用していることがあるからです。

3人に1人が誤解？　薬の飲み方、頓服の意味とは

「頓服《とんぷく》」という言葉の意味をご存じでしょうか。国立国語研究所の調査によれば、頓服の意味

を「痛み止め」だと誤解している人が34・1％、「解熱剤（熱冷まし）」だと誤解している人が33・4％いる、とされています[(1)]。

では、「食間」はどうでしょうか。「薬を食間に内服してください」と言われたら、「食事の最中」だと誤解してしまう人もいます。

「薬の飲み方」には、一般的にはあまり使われない専門用語が、詳しい説明なしに使われているという問題があるのです。

まず、薬には、大きく分けて二つのタイプがあります。定期的に使用する定期薬と、必要時に使用する頓服です。

定期薬は「1日3回毎食後」「1日1回眠前」のように、毎日決まったタイミングで定期的に使用する薬のことです。病院で処方する薬の多くはこちらのタイプで、前述の通り指示された通りに使用しなければ、十分な効果を発揮できません。

たとえば、抗菌薬（抗生物質）は1日1回のものから1日複数回の使用が必要なものまで、種類に応じて飲み方が異なります。

糖尿病や高血圧、脂質異常症などの生活習慣病に対する薬も全て、定期的に内服することで、日常的に体の状態をコントロールしておくのが目的です。

一方で、「必要な時だけ使用する」というタイプの薬があります。これが頓服です。

例えば、

・痛みがある時にだけ使用する痛み止め（鎮痛薬）
・眠れない時にだけ使用する睡眠薬
・吐き気がある時にだけ使用する吐き気止め（制吐剤）
・便秘の時にだけ使用する便秘薬（緩下剤）
・発熱時のみ使用する熱冷まし（解熱剤）
・不整脈の発作時のみ使用する抗不整脈薬

など、実にさまざまな用途に応じた薬があります。症状がある時にだけ使用する薬が頓服なのです。

飲み薬以外にも、座薬や貼付剤（貼り薬）、注射薬など、薬にはさまざまな投与方法がありますが、これらの用途についても同じことが言えます。飲み薬以外の場合は「頓用（とんよう）」という言葉を使うのが一般的です。

いずれにしても、頓服は薬の「種類」ではなく、薬の「飲み方」を指す用語である、という点に注意が必要です。

また、「食前」「食後」「食間」などは、食事の時間を基準に薬を使用するタイミングを決めたものです。

食前とは食事のおよそ20～30分前を指し、食後とは食事をしてからおよそ20～30分以内を指します。一方、食間とは「食事と食事の間」を意味する言葉で「食事の最中」ではありません。

薬の種類に応じて適切な使用方法は異なります。食事によって変化する胃の状態に合わせて決められているものもあれば、飲み忘れの防止を目的として、食後のタイミングにあえて合わせているものもあります。

いずれにしても、薬は正しい使用方法を守らなければ効果が期待できない上、副作用リスクも高まります。薬の飲み方に関する用語の意味は、正確に理解しておいてください。

医療現場では日常的に処方する「麻薬」とは?

以前、外来で患者さんから、こんな悩みを打ち明けられたことがあります。

「先生からもらった痛み止め、怖くて飲めませんでした。だって『麻薬』なんですよね…?」

その方は、大腸がんの腹膜播種《はしゅ》（おなかの中にがんが広がった状態）で、抗がん剤治療を受けていました。おなかの痛みをコントロールするため、私は麻薬性の鎮痛薬を処方していたのですが、患者さんはこれが「怖くて飲めなかった」と言うのです。

私は大いに反省しました。

医療用麻薬を日常的に使っているせいで、患者さんから見た「麻薬」という言葉の持つまがまがしいイメージに思いが至らなかったのです。

「麻薬」には、何となく怖いイメージを持つ方が多くいます。実際、麻薬に対しては、「副作用が強いのではないか」「中毒（依存症）になるのではないか」といった不安を口にされる方もいます。

「麻薬」という言葉が、「夢中になりすぎて他のことに手がつかなくなる」といった状況を指して「麻薬のように」と比喩的に使われることも一因でしょう。こうした「麻薬」のネガティブなイメージが、医療用麻薬に対する誤解を生んでいるのです。

一方、医療現場では、医療用麻薬を「がん性疼痛（がんによる痛み）」に対する有効な鎮痛手段として非常によく用います。

医療用麻薬とは、「麻薬及び向精神薬取締法」によって医療用に使用が許可された麻薬で、コカインやヘロインのように使用や所持が禁止された不正麻薬とは異なります。医師の指示に従って痛みのある時に使用すれば、中毒（依存症）にはならないことも分かっています。

また、飲み薬（内服薬）、注射薬（血管内への点滴や皮下注射）、パッチ製剤（貼り薬）、座薬など、剤型にも豊富なラインナップがあります。

飲み薬が口から飲めない方や、血管が細くて点滴が難しい方であっても、パッチ製剤や座薬のような手段を用いることで、うまく痛みをコントロールすることができます。患者さんの状態に合わせて剤型を使い分けることができるため、利便性が高いというメリットがあります。

また、麻薬は末期がんの患者さんに使う薬だと誤解している人もいます。実際、「麻薬を使うということは、いよいよ死期が迫った最終段階だ」という誤解から、麻薬の処方に抵抗感を示される方も多くいます。

特に、臨床現場でよく使う麻薬の一つである「モルヒネ」に対しては、こうしたイメージをお持ちの方が多いようです。麻薬を使うと寿命が縮まる、と誤解している方もいます。

実際には、モルヒネを含む医療用麻薬を服用しながら日常生活を送っている人はたくさんいます。むしろ、いつも通り生活しながらでも使用できる、ということが、医療用麻薬のメリットでもあります。

もちろん、麻薬の量を多くしても、寿命が短くなったり死期が早まったりすることはありません[(2)]。

医療用麻薬を患者さんに使用してもらう際、医療スタッフは一般に広まったネガティブなイメージに配慮する必要があると感じます。麻薬の使い方を丁寧に説明し、その安全性や目的をきっちり伝えなければ、患者さんは麻薬に対する誤解が解けないまま痛みを我慢することになってしまいます。

また、状況によっては「麻薬」という言葉だけを伝えるのではなく、「医療用麻薬」「麻薬性鎮痛薬」「オピオイド（麻薬性鎮痛薬の総称の英語）」といった言葉を使うことも大切だと思います。

安全性や利便性の高い痛み止めであるのに、誤解によって麻薬をうまく使えないのは非常にもったいないことです。ご本人やご家族が麻薬を使用する際、過度に不安を抱くことのないよう、ここに書いた麻薬の性質をぜひ知っておいてください。

あなたの薬、本当に効果ありますか？　治療の効果を示す難しさ

私が幼い頃、風邪をひいてのどが痛くなり、母親に近くのクリニックに連れて行ってもらったことがあります。その時クリニックの医師は、イソジン（ヨード液）をたっぷり付けた綿をピンセットでつかんで、私ののどに塗りつけました。ひどく苦くて痛かったのですが、その翌日、の

どの痛みがすっかり治っているのに気づきました。

私は子どもながら「あの人は名医だ！」と感動したのを覚えています。それ以後、私はヨード液をのどに塗れば風邪が治るのだと信じ、風邪をひいたら必ずそのクリニックに行くようにしました。ところが不思議なことに、すっきり治る時と治らない時があるのです。

果たしてヨード液は効果があったのでしょうか？

それから何年もたって私は医師になり、今では、のどにヨード液を塗っても風邪は治らないと断言できます。ヨード液のうがい薬が現在、風邪の予防には推奨されていない、というのも前述した通りです。

では、なぜあの時風邪がすっきり治ったのでしょうか？

その答えは簡単です。

〝風邪は自然に治るから〟です。

私の場合、のどにヨード液を塗っても塗らなくても、翌日には自然に治る程度の軽い風邪だったのです。

「AをしたらBという病気が治った」というのは、「Aの治療効果によってBが治った」のか、それとも「他の理由でBが治ったが、その前に偶然Aをしていた」のか、どちらなのかは分からない、ということに注意が必要です。

病気が治る前にした行為と、病気が治ったことには必ずしも因果関係があるとは限らないからです。

風邪に対する点滴や抗菌薬（抗生物質）も同じです。風邪は点滴や抗菌薬では治らない、というのは前述の通りですが、中には「私は抗生物質を飲んだら風邪が治ったことがある！」と反論したくなった人がいるはずです。

残念ながら、ほとんどの場合で、風邪が治ったのは自然に治る直前に偶然抗菌薬を飲んでいただけ、と考えるのが正確です。繰り返しますが、風邪はほとんどがウイルスによる感染症であり、抗菌薬は細菌による感染症にしか効果はないからです。

世の中には「自然に治る病気」がたくさんあります。その病気が治る前にみなさんは、熱いサウナに入ったかもしれないし、おかゆを食べたかもしれないし、市販のサプリメントを飲んだかもしれません。そして偶然に行ったその行為が、病気の治療効果に結びついたのではないか、と誤解するのです。

一方、私たち医療者がこういう誤解をすることはありません。**「ある治療が病気に対して効果がある」ということを証明するのがいかに難しいかを知っているからです。**

病気に対する治療の効果を証明するためには、膨大なお金と時間をかけて、同じ病気の、条件がそろった患者さんたちのデータを集め、大掛かりな研究を行う必要があります。

たとえば、ある病気に対してAという薬の効果を証明したいとします。患者さんを数百人集め、Aという薬を投与してその効果を調べる臨床試験を行うのですが、この時必ず比較対象として「Aを投与しない患者さん」を同じだけ集める必要があります。「Aを投与しなくても自然に良くなったかもしれない」という可能性を除外するためです。

ただし、Aを投与しない患者さんに「何も投与しない」というのが間違いとなるケースもあります。たとえば自覚症状の改善を見る場合、「薬が自分に使われている」という事実だけで、薬の効果とは関係なく症状が良くなったような気分になる患者さんがいるからです。

そこでAを投与しない患者さんにも、「プラセボ（偽薬）」、つまり「見た目は薬のようだが効果は全くない偽の薬」を投与し、患者さん本人にはどちらが投与されたか分からないようにする必要があるのです。

一方、試験のタイプによってはプラセボが使えないケースもあります。例えばがんを治療したい患者さんを集める試験では、プラセボだけが投与されるグループをつくることができません。がんを積極的に治療したいと思っている方は、「プラセボが投与されるグループに入るかもしれない試験」には参加しません。そこでこういう場合は、従来使用されているBという薬と、新しい薬Aを比較する、という試験を行うことになります。

一つの施設で行うと患者層が偏る危険性があるため、多くの施設から患者さんを集めることもよくあります。

さらには、医師にも担当する患者さんがどちらのグループなのかを知らせないようにすることもあります。「新しい薬の方が効くかもしれない」という先入観が、診察した時の所見を良い解釈に導いてしまう可能性があるからです。

患者さんにも医師にもどちらのグループに属するかを知らせない、このような方法を「二重《にじゅう》盲検法《もうけんほう》」と呼びます。もちろん患者さんは試験期間中、結果に影響を与えるような他の治療は行わないのが条件です。

そして治療の結果、患者さんの病気にどんな変化があり、どんな副作用があるかを細かくデータを取りながらまとめていきます。これらの作業には、膨大な医療者たちの苦労と、膨大なお金が必要です。

こうして行われた臨床試験の結果、薬の効果が示されて初めて、「その病気にAは効果がある」と言えることになります。治療の効果を示す、というのは、このくらい大変なことなのです。

例外的に希少な病気を除き、多くの病気はこのようにして治療の効果が示されてきた歴史があります。これらの数々の研究によって積み重ねられた信頼性の高いデータを、私たちは信用することにしています。

一方、そうではない信頼性の低い情報は、参考程度にすることはあっても、日常診療の意思決定の根拠にすることはありません。

「10人の患者さんにAという薬を投与したら、全員病気が良くなったそうです」と言われても、私たち医師の心は動きません。

ある治療の効果を証明することがいかに大変かを、身を持って知っているからです。

コラム3

亡くなった患者の手記が語るもの　信頼される医療者とは

私が以前、主治医として担当していた患者さんが一昨年、胃がんで亡くなりました。42歳でした。

手術をした時、すでに彼のがんはかなり進行しており、胃からがんがおなかの中にこぼれた「腹膜播種《はしゅ》」という状態でした。手術では治癒しない進行度「ステージ４」でした。術後、まだご本人が眠っている間に、私は上司とともに一足先にご家族に病状を伝えました。

説明の最中、奥さまは真剣な表情で私たちの声に耳を傾けていましたが、話し終わった途端に泣き崩れました。目の前で泣きながらお母さまと抱き合うその姿を、私は一生忘れることはないと思います。

彼はその後、何度も入退院を繰り返しながら、治療を続けました。彼はいつも前向きでした。病気に悲嘆することなく、自分を客観視していました。病室にさまざまな本を持ち込み、自らを襲った胃がんという病気を懸命に学んでいるようでした。

そして手術から約1年半後、彼は亡くなりました。

亡くなったのちに、彼が手記を残していたことが分かりました。そういえば、入院中いつもパソコンに向かって熱心に何かを書いていたのが印象的でした。私はその手記を見て、驚きました。冒頭には、こんなことが書かれてあったのです。

「看護師には2種類の人がいる。気遣いナースとルーチンワークナースである。ボクが定義した名前だ」

彼は2種類の看護師、つまり「気遣いナース」と「ルーチンワークナース」について語ります。

「気遣いナースは、病室に入ってくるやいなや、真っ先に見るのは患者の顔色である。点滴の残量ではない。看護師の基本的な業務より、まず『患者が今どうしているか』が気になるためだ。看護に対して情熱的であり、看護師の基本的な業務をこなせば十分だとは思っていない。ボクはそんな気遣いナースが大好きである。だが、必要以上の感情移入を患者にしてしまうため、帰宅後、泣くことがあってもおかしくない」

「ルーチンワークナースは、一般的なナースだ。看護師の業務は普通にこなすし、ルールを大切にする。看護師の心構えは『患者に寄り添うこと』だと考えているが、これは基本的な業務をこなすことによって達成できる、と考えている。看護師としての技術は申し分ないし、全く問題ない。ルーチンワークナースを気遣いナースに途中から変えるのは難しいように思う。そもそもマインドが違うからだ」

彼の言葉は本質をついていました。度重なる入院の折に、看護師の仕事ぶりをよく見ていたのです。

「どちらがよい」「こうあるべきだ」といった強い主張は書かれていません。

しかし文章から感じられたのは、「ルーチンワークとして日々の業務をこなすだけで基本的には十分だが、何かプラスの『気遣い』があるだけで、患者からの信頼度は変わってくるのではないか」ということでした。

そして、これは看護師だけでなく、医師を含め、あらゆる医療者に当てはまることではないか、と私は感じたのです。

近年、医療はますます複雑化しています。治療や検査など、医療行為の選択肢が増えるとともに、医療者が身につけなければならない知識や技術が増えています。同時に、患者さんが書かねばならない同意書の数は増え、医師の書類仕事も増加の一途をたどっています。

その上、少しの油断や配慮の不足が、患者さんからの不信を引き起こし、訴訟問題に発展することもある。リスクマネジメントが叫ばれ、一つの医療行為を行うにも、必要な手間が年々増えています。

医療現場は疲弊し、医療者は萎縮し、日々の業務をなるべくルーチンワーク化することによって自らを守ろうという意識は、誰しも少なからずあるように思います。「気遣い」などと言われても、現実はそんなに甘くない。そういう感覚もあるでしょう。

しかし、医療者が相手にしているのは生身の人間であり、病気に不安を抱え、救いを求めてやってきた方々です。一つ一つの行為に込められた医療者の思いを、マインドを、患者さんはよく見抜いています。

ルーチンワークを「こなす」だけではなく、それに少しの気遣いが加わることで患者さんからの信頼が高まり、良好な人間関係が構築された結果として成熟したルーチンワークになるのではないか。

私は彼の文章を読んで、そんなことを考えました。

むろん医療者も人間であり、労働者にすぎません。「聖職者たれ」として過剰な配慮を要求してはならない、とも思います。

しかし、医療者として日々患者さんと向き合う上で、「患者さんは医療者をどう見ているか」を知ることは大切だと感じます。

私は彼の言葉から、大きな気づきをもらいました。天国にいる彼に、深い感謝の気持ちを伝えたいと思います。

※このコラムを書くにあたり、奥さまに連絡を取り、彼の遺志を広く伝えたい旨をお伝えし快諾いただきました。手記の文面は一部修正しました。

第5章

手術について知っておくべきこと

外科医は〝切りたがる〟のか？　ドラマと現実の違い

外科医は「切りたがる」というイメージを持っている方によく出会います。「趣味が手術」という女性外科医が目をキラキラさせて「私に切らせて！」と言うのが定番の、某人気医療ドラマの影響もあるのでしょうか。

確かに、外科医は一般的に手術という仕事が好きだと思います。私たち医師は自由に診療科を選べますから、あえてハードな業務の多い外科を選ぶ以上、手術という治療に魅力を感じているのも事実です。

しかし、患者さんに手術を「したがる」かというと、実はそういうわけではありません。病気の治療手段はさまざまです。飲み薬や点滴といった薬の治療もあれば、胃カメラ、大腸カメラなどの内視鏡を使った治療もあります。そして、どんな治療にも、副作用や合併症のリスクがあります。

あらゆる医療行為に、こうしたリスクはつきもの。リスクより、期待できるメリットが上回る時のみ、その医療行為を提供する意味があります。中でも、最もリスクが高い治療が手術です。したがって手術は、他の医療行為で治療が難しい時にのみ選ばれる「最終手段」だと言えます。手術は体に傷をつけ、時に臓器を摘出するなど、体に大きなダメージを与える治療です。手術後には、さまざまな合併症のリスクがあります。

たとえば、全身麻酔の手術を受けた後に、その大きな負担が原因で肺炎を起こしたり、脳梗塞を起こしたりする人もいます。

大腸がんの手術では、大腸を部分的に切り取り、その上流と下流をつなぎ合わせる必要があります。患者さんによっては、その縫い合わせた部分の治りが悪いことがあります。つなぎ目から隙間漏れを起こし、腸の内容物がおなかの中に漏れ出すと、腹膜炎を起こしてしまいます。「縫合不全」という合併症です。

これらの合併症は一定の確率で起こりますが、手術をしなければ起こらなかったはずの、新たな「病気」です。

胃がんの手術では、胃の大部分を切除するケースが多いのですが、残った胃は再生しないため、手術後は生涯、小さな胃で生きていくことになります。一度にたくさんの量を食べられませんし、急いで食べるとおなかの不具合を起こす「ダンピング症候群」と呼ばれる後遺症もあります。

こうした大きなデメリットにもかかわらず、それを上回る、さらに大きなメリットがあるからこそ、手術が行われるわけです。

よって、外科医はいつも「何とか手術を回避できないか」と考えています。手術以外の治療で同じ効果が得られるなら、それが患者さんにとって間違いなくベターな選択肢だからです。

そして、「手術でしか治せない段階」を正確に理解している外科医は、適切なタイミングで手術を回避できる手段を提案できます。

その点では、外科医は「切りたがる」どころか、どちらかというと「切りたがらない」と言えます。おそらく腕に自信のある外科医ほど、「切らなくても済む方法」を同時に考えているのです。

「手術は成功しました」という外科医がいない理由

手術がうまくいって無事に退院できた時、「外科医の腕が良かったのだ」と考える患者さんは多いでしょう。確かに、手術という治療が技術面に依存する部分も大きいのは事実です。しかし、実は「手術がうまくいくかどうか」に大きな影響を与える因子は、手術そのもの以外にもあります。

それは術前準備と術後管理です。

まず、手術の前には、入念な術前準備が必要です。

全身麻酔手術の最中は呼吸が完全に止まるため、気管にチューブを入れ、人工呼吸器につないで強制的に空気の出し入れ（換気）を行います。肺の病気をお持ちの方など、もともと呼吸機能が悪い方の場合、こうした強制的な換気による肺への負担が大きなリスクになるため、術前の呼吸機能検査は必須です。患者さんによっては、手術の前にまず呼吸器内科で治療を受けていただく、ということもあります。

食道の病気などに対して胸部の手術を行う際は、術後の呼吸障害のリスクを下げるため、術前から「呼吸リハビリ」と呼ばれる訓練を行っていただくこともあります。

また、栄養状態の悪い方は、手術後に傷の治りが悪かったり、全身状態の回復に時間がかかったりと、さまざまな問題を起こすリスクがあります。早めに入院していただき、栄養状態を整えることもあります。

糖尿病で血糖値のコントロールが悪い方は、糖尿病内科に通い、血糖値を安定させてから手術を予定する、ということもあります。血糖値が高い状態が続くと、感染症を起こしやすくなったり、傷が治るのに時間がかかったりと、やはり術後にさまざまな問題を起こしうるためです。

もちろん、患者さん自身が行わねばならない術前準備もあります。

たとえば、喫煙者にとっての禁煙は大切な術前準備です。喫煙者は、術後に肺炎などの重篤な呼吸器疾患を発症するリスクがありますし、創部感染（傷が膿む）のリスクも高くなります。早めに禁煙し、手術に備えていただかなければなりません。

また、術後の管理も非常に大切です。

前述の通り、術後には合併症が一定の確率で起こります。どれほど腕のいい外科医が手術をしても、これをゼロにはできません。

重要なのは、こうした合併症が起こった際に、早期にその兆候を察知し、早めに手を打つ「技術」です。患者さんの症状の変化、体温や血圧、血液検査の数値の変動などを鋭敏に捉え、異常があると判断した時に即座に先手を打つためには、豊富な知識と経験が必要なのです。たとえるなら、「大火事になる前の小さなボヤのうちに消火する技術」と言ってもよいでしょう。こうした慎重な術後管理によってこそ、患者さんは無事に退院できます。

ドラマではよく、手術直後に「手術は成功しました！」と患者さんに告げる外科医が登場します。

しかし実際には、手術が終わった時点ではまだ長い治療が始まったばかりにすぎません。術後にどんな問題が起こるか分からない以上、安易に「成功」などという言葉は使えないのが実情です。

「手術がうまくいった」というのは、術前、手術、術後の三つの段階がそれぞれ順調に経過して初めて実現する現象なのです。

手術の難しさは何で決まるのか？　同じ病気でも大きな個人差

外科医としてたくさんの手術に関わると、相反する二つの感情を抱きます。

一つは、「人の体とはこうもよく似ているものか」というもの。もう一つは、「人の体とはこうも多様なものか」というものです。

矛盾しているようですが、実はこれが正直な感覚です。

まず前者は、見た目も背丈も性格も生い立ちも、何もかもが違う人たちであるのに、おなかを開くと誰もがほぼ同じ構造や機能を持っている、という意味です。

右上に肝臓があり、真ん中に胃と十二指腸と膵臓《すいぞう》があり、左上に脾臓《ひぞう》があり、下に長い大腸と小腸が横たわる。当たり前のようですが、何百、何千という全く異なる人たちのおなかを開けると同じ景色が広がっている、というのは、ある意味で神秘的です。

では、後者の「多様」とはどういう意味でしょうか。

確かに構造や機能は誰しも同じなのですが、血管の走行、太さやもろさ、脂肪組織の色調や量、腸管の走行や長さなど、細かな部分は微妙に異なり、一人として同じ人はいません。

実際私たちは、記録された手術中の画像を見るだけで、それが誰の体内であるかを思い出せることもよくあります。そのくらい、細かな部分に差異があるからです。

人が生きていくために必須となる構造や機能は同じでなければならない一方、生体機能に大きな影響を及ぼさない細かな部分には「遊び」がある。これもまた神秘的です。

むろん、ここで私は「人体の神秘」について語りたいわけではありません。重要なのは、この「多様性」が手術の難度やリスクを決める因子になる、という点です。

たとえば「肥満」は手術を難しくする代表的な因子です。

肥満の方のおなかの中には、やせた方よりはるかに大量の内臓脂肪があります。おなかを開くと、臓器が大量の黄色い脂肪で覆われ、病変を確認することすら一苦労、ということはよくあります。同じ手術なのに、やせた人より何時間か余分にかかることもあります。

また、脂肪の中には細かな血管が張り巡らされています。大量の内臓脂肪を切ったりかき分けたりする中で、もろい血管からたびたび細かな出血が起き、出血量が多くなるリスクがあります。

実際、肥満は数々の合併症のリスクになることが分かっており、入院が長引く要因の一つでもあります。肥満の解消が手術リスクを下げる上で重要であることは、言うまでもないでしょう。

もう一つの代表的な因子に、「手術の既往」があります。「手術の既往」とは、「以前に手術を受けたことがある」という意味です。

一度手術を受けたことがある方のおなかを開くと、前回の手術で触った部分を中心に、広く「癒着」を起こしています。「癒着」とは、腸管同士がべったり張り付いたり、内臓脂肪とおなかの壁がくっついたりした状態のことです。

これが原因で、おなかを開けるだけでも一苦労、ということもあります。場合によっては、癒着を剥がすだけで1～2時間かかることもあります。

また、癒着を剥がす過程で腸管に細かな傷が付いて壁が弱くなり、術後しばらくしてから穴が開いたりするリスク（せん孔）もあります。

ある意味、皮膚の表面のけがにガーゼを貼ったままにしていると傷にガーゼがべったりくっついてしまい、剥がすと表面のかさぶたまで剥がれて痛い思いをする、という状況に似ています。手術後は、おなかの中が元通りに治る過程で、こうした癒着はどうしても起こるのです。

癒着の程度は個人差が大きいのですが、おおむね「初めての手術」より時間がかかり、また合併症のリスクも高くなるのが一般的です。

もちろん、私たちはこうしたリスクを最小限にするための手だてを講じます。しかし、手術の難度やリスクについては、全く同じ病気、全く同じ手術であっても大きな個人差があります。この点については、誰もが知っていてほしいと思います。

今すぐ手術をしてほしい　希望がかなわないのはなぜ？

前出のコラムでも書いた通り、私は以前、右肩の怪我で全身麻酔手術を受け、1カ月ほど入院したことがあります。

術前の外来で右肩のMRI検査を受け、整形外科の主治医に手術が必要だと判断され、その数日後に手術のスケジュールを伝えられました。

手術日は私が外来を受診した日から約3週間後でした。私は「まだ3週間も痛みに耐えなければならないのか」とは思いませんでした。むしろ「意外に早いタイミングで手術日が空いていたのだな、助かった」と感じたのです。

実はこの時間感覚には、医師と患者さんの間でしばしばズレがあります。

たとえば、手術が必要になった患者さんに手術日程を伝えると、

「そんなに先になるんですか。今すぐやってもらえないんですか」

と言われることがよくあるのです。

実際、手術は初診日から1カ月程度先になるのが一般的で、場合によってはもっと先になることもあります（もちろん病院によって例外はあります）。

一方、何らかの症状で悩む患者さんにとっては、「なるべく早く手術を受けて症状を改善させてもらわないと困る」と思うのは当然でしょう。症状のない病気であっても、病気であると診断された以上、「とにかく早く手術を受けて病気を治したい」と願うものです。

では、なぜすぐに手術ができないのでしょうか？

その主な理由は二つあります。

まず一つ目の理由は、前述した通り、手術の前にはさまざまな準備が必要だということです。手術が必要な患者さんは、さまざまな術前検査を受けなければならないため、数週間の時間的な猶予が必要です。

たとえば、大腸がんの手術が予定された患者さんに対しては、少なくとも、血液検査や大腸カメラ、CT、MRIなどの画像検査、注腸造影検査（大腸にバリウムのような造影剤を注入する検査）などが必要です。

私たちは、こうした検査結果を全てそろえ、チーム全体で会議をし、その患者さんに対してどういう手術を行うのが妥当か、予定された術式で安全に施行可能か、といったことを慎重に吟味しなければなりません。

また、病院では毎日、術前検査以外にもさまざまな目的で多くの人がこうした検査を受けているため、予約枠が限られています。枠の空いたところに、患者さんの都合を聞きながら予約を入れていく形になります。

もう一つの理由は、手術枠に制限があることです。

毎日、多くの科が同時にたくさんの手術を行っているため、手術室の数や、麻酔科医、手術室看護師、臨床工学技士など、手術に関わる医療スタッフの数にも限界があります。

1日に設定できる手術枠の数も限られるため、患者さんの事情も踏まえながら、手術枠の空いたところに予約を入れることになります。

患者さんによっては、「仕事の都合でこの日しか無理だ」と言われることもありますが、多くの患者さんの全ての希望を聞き入れるのは難しいため、ある程度妥協していただきつつ上手に調整する必要があります。

少なくとも、患者さんが外来を受診されたタイミングで、すでに1週間、2週間先の手術枠は予約で埋まっており、「近日中の手術」は非常に難しいという状況が一般的です。

もちろん、例外もあります。

中には「今すぐ手術をしなければならない」という病状の患者さんもいます。あるいは、「今すぐ」でなくても、「1カ月も待っていられない」というような、進行の早い病気で治療が必要なケースもあります。

その場合は「緊急手術」や「臨時手術」という形で、本来の予約枠とは別枠で手術を行います。普段のように全ての検査を術前に行う余裕はない、というケースもありますので、優先順位をつけ、病状の許す範囲で妥協点を探ることになります。

緊急手術の場合は病状が「待ったなし」である以上、多少の「準備不足」は許容せざるを得ず、さまざまなリスクを抱えて手術を行うことになります。患者さんやご家族にも、こうしたやむを得ない事情を十分に説明し、ご理解いただくのが一般的です。

誰もが、いつ病院で手術を受けることになるか分かりません。こうした手術の一般的な流れを知っておいていただけるとありがたいと思います。

第6章

がんと冷静に向き合うために

がんと告げられた患者さんが必ず口にする後悔

患者さんに「がん」という診断を伝えると、ほぼ必ず言われることがあります。それは、

「去年検査を受けていれば、もっと早くに見つかったのでしょうか」

「これまで○○していたのが原因でしょうか」

といった問いかけです。いずれも、患者さんが過去を振り返り、自らを責めるような気持ちから生まれる言葉です。

中には、ご家族の方から、

「私が食事に気をつけていれば、こんなことにならなかったのでしょうか」

「私がもっと節制を促せば、がんにならずに済んだのでしょうか」

という後悔まじりの言葉をいただくこともあります。こうした言葉に私たちは普段どう答えているでしょうか。

まず、患者さんから「去年検査を受けていればもっと早くに見つかったのではないか」という

疑問があった場合、私たちが伝えるのは「がんの進行のスピードは症例によって全く異なるため、どんな名医でも去年の段階でどうであったかを推測するのは難しい」ということです。

たとえば、進行胃がんが発覚した方が、もし1年前に胃カメラの検査を受けていたとしても、小さな異変を検知できたかもしれないし、全くの正常だったかもしれません。実際、「毎年胃カメラを受けている方が、ある年に進行胃がんが見つかり、1年前の検査は正常だった」という経験は少なからずあります。

もちろん、全身に転移を起こし、かなり進行した状態で見つかった方に対して、「もしかすると、1年前からすでに胃に病変があったかもしれません」と伝えることは可能ですが、あくまで推測にすぎません。

がんの進行スピードは一定ではありません。最初はゆっくり大きくなっていたのに、ある時から急激に進行の速度が上がる、という例もよく経験するのです。

よって、患者さんに対し、「普段から検診をきちんと受けていればこんなことにならなかったんじゃないか」と言うことは、ご本人を追い詰めるだけで、何のメリットもない行為です。

　また、がんになると「原因が何であったかを知りたい」という患者さんは多くいます。しかし、多くのがんは、さまざまな要因が重なり合って起こります。細胞のＤＮＡに生じた異変が、無秩序に増殖するがん細胞を生むきっかけになる、と考えられていますが、多くのがんは、こうした単一の要因で起こるわけではありません。

　もちろん、がんのリスクを高める因子は多く判明しています。たとえば喫煙は、肺、口腔、咽頭、喉頭、食道、胃、肝臓、膵臓、膀胱、子宮など、非常に多くのがんの発症リスクを高めます(1)。

　よって、禁煙することでがんに限らず多くの病気のリスクを下げることができ、長く生きられる確率が高まるのは事実でしょう。しかし、たばこを一度も吸ったことがなく、目立った受動喫煙もなかった方が、これらのがんにかかることもあります。

　したがって、がんになった方に対して「〇〇が良くなかったんじゃないか」と言って患者さんの過去を責め、自己責任を問うことに意味はありません。

　確かに、がんになった方が、「どうすればこの事態を防げたか」と過去を振り返ってしまうのは当然のことです。しかし、同時に前を向いて「これからどういうことが起こるのか」を医師からしっかり聞き出すことも大切です。

つまり、

「これから受けるべき治療にどんな選択肢があるのか」

「それぞれの治療に、どんなメリットとデメリットがあるのか」

「これからどんな検査を受ける必要があり、どの程度の治療期間が見込まれるのか」

といったことを知るのです。

突然の告知によって頭が真っ白になり、冷静に考えるのが難しいことも多いと思います。その場合は「一度考えさせてほしい」と医師に伝え、いったん時間を置いて、もう一度医師の説明を聞くのがお勧めです。その間に、ご家族とゆっくり話し合う必要もあるでしょう。

よほどのことがない限り、数日単位で治療を焦らねばならない事態はめったにありません。ゆっくりと、前向きに状況を受け入れる態勢を整えていただければと思います。

医療現場でよく見る間違った抗がん剤のイメージとは？

がんは今や、わが国で最も多くの命を奪っている病気です。それだけに治療の研究は進みやすく、数年前の常識が今では当てはまらない、ということがよくあります。

中でも、ここ十数年で著しく進歩したのが抗がん剤です。この目まぐるしい変化は一般にはあまり知られておらず、いまだに古いイメージをお持ちの患者さんは多くいます。

たとえば、「抗がん剤治療は入院して点滴をするものだ」と考えている方は多いと思います。

実際、患者さんに抗がん剤治療について説明すると、「仕事が忙しくて入院なんてできない」と言われることもしばしばで、「仕事と両立しながら外来通院で抗がん剤治療を受けられる」と言うと、たいてい驚かれます。

もちろん今でも入院が必要な抗がん剤もあるのですが、近年は外来で行うのが一般的になりつつあります。病院によっては外来化学療法センターのような部署が設けられており、ここに定期的に通って点滴を受けることもできます。午前中に抗がん剤の点滴を受け、午後から出勤する、という方もいます。

また、抗がん剤の中には、点滴ではなく飲み薬もたくさんあります。自宅で薬を定期的に飲み、病院で点滴を受けない方も多くいるということです。医学の進歩により、抗がん剤治療は多様化しているのです。

また、抗がん剤といえば「副作用がつらいもの」というイメージをお持ちの方も多くいます。こうしたイメージから、「副作用が怖いから抗がん剤治療は受けたくない」と固く拒否される方もいます。

確かに、がん細胞をやっつける効果を持つ抗がん剤は、体の正常の細胞も攻撃してしまうため、特有の副作用に注意する必要があります。しかし、現在は副作用を予防したり、上手にコントロールしたりする手段がかなり増えています。

たとえば、抗がん剤の副作用として頻度の高いものに吐き気がありますが、吐き気のリスクが高い抗がん剤を投与する際は、投与前に、あるいは同時に、吐き気を強力に予防できる薬（制吐剤）を使うのが一般的です。

制吐剤の種類も多種多様で、点滴の製剤もありますし、飲み薬もあります。これらを患者さんの状況に応じて使い分けたり、複数を併用したりすることができます。

むろん、こうした方法を使っても吐き気を感じてしまう方がいるのは事実ですが、副作用を制御する手段が増えたことは、外来通院による抗がん剤治療を可能にした一つの要因にもなっているのです。

医師がよく見るがんに関する誤解の数々

がんに関して誤解が多い、というのは、抗がん剤に限った話ではありません。

たとえば、テレビやインターネットでは、「がんの予防法」や「がんを治す方法」といった言葉をよく見ます。

しかし、普段がんを扱う私たち医師にとっては、こうした「がん」という言葉の使い方には強い違和感を覚えます。「がん」とは一つの病気ではなく、全く異なる多くの病気の総称だからです。同じ消化器領域であっても、たとえば胃がん、大腸がん、膵がん、肝臓がんなどは、原因も治療も予後も、何もかもが違います。

膀胱がん、子宮がんなど、領域が異なればさらに性質は違いますし、同じ「がん」として総称される、白血病などの血液の悪性腫瘍や脳腫瘍、骨・筋肉の悪性腫瘍（肉腫）などは、同じジャンルに含めるには違和感があるほど異なる病気です。

よって「がんを予防する」「がんを治す」というと、「どのがんの予防や治療のことを述べようとしているのか」という疑問が浮かびます。全く異なる病気の予防法や治療法が同じであるはずがないからです。

「けがの予防法」「けがを治す方法」と言われたら、「どの部位のどんなけがの話なのか?」という疑問がわくでしょう。それと似た感覚です。

もし「どんながんにも効く薬」というような宣伝を見た時は、即座に「怪しい」とお考えください。異なるたくさんの病気に効果があるような魔法の薬が本当にあるなら、とっくに人類はがんを克服しているはずです。

また、がんの診断を受けた方から、「治りますか?」「がんは治らないんですよね?」といった言葉を聞くこともよくあります。実は、がんは「治る」「治らない」という言葉を使うのが少し難しい病気です。

前述の通り、がんという病気をひとくくりにできないことも要因の一つですが、それ以上に、どういう状態になれば「治る」と呼ぶべきか、という問題があるからです。

たとえば、大腸がんにかかって手術を受けたとしても、それで治療は終わりではありません。がんが切除され、肉眼で確認できる病変が体からなくなっていたとしても、再発しないかどうか、慎重に経過観察が必要です。

長期間、定期的に病院に通う必要がありますし、進行度によっては、再発予防のための抗がん剤治療が必要になることもあります。

もし手術してから3年後に肝臓に転移が見つかったらどうでしょう。条件を満たせば、手術を受け、この転移を切除することが可能かもしれません。しかしそこから先、やはり通院、検査は続くでしょう。

そう考えると、どの段階で「治る」と呼ぶべきかが分からなくなってしまいます。そこで多くの医師は、よほど初期の段階のがんを除いては、「治る」「治らない」という言葉を使って説明するのは避けています。

「○○という進行度であれば、△カ月に1回、□年間通院が必要です。もし再発が見つかれば、再発の種類によって治療法を考えます。たとえば…」

というように、一つ一つ、数字を使って具体的な情報をお伝えするのが一般的です。

特に進行したがんの方であれば、

「長いお付き合いが必要な病気です。まずは手術が治療の第1段階です」

というような説明をすることもあります。基本的には、どんながんであっても、比較的長い期間付き合っていくべき病気だという認識が必要です。

さらに、「緩和ケア」という言葉にも非常に誤解が多いと感じます。緩和ケアのことを「がんの末期の患者さんに行われるケア（終末期ケア）」だと思っている人が多くいるのです。

実はこれは大きな誤りです。

緩和ケアの定義は、日本緩和医療学会が運営する「緩和ケア．net」に、「『緩和ケア』は、**がんと診断されたときから行う、身体的・精神的な苦痛をやわらげるためのケア**」と書かれています[(2)]。

「がんと診断されたときから行う」というのが重要です。がん治療を行う上で必要となる、自分らしい生活を送るためのあらゆるサポートを含む概念、と考えると分かりやすいと思います。

抗がん剤治療を受けながら、同時に緩和ケアも受ける、というのは至極自然な姿です。がん治療を続け、効果がなくなったら「緩和ケアに移行する」というのは、現実に即した表現ではないことに注意が必要なのです。

「私はどれだけ生きられる？」　がん患者の余命とは何か

がん患者さんを頻繁に診療していると、

「私はあとどのくらい生きられるでしょうか？」

「余命は何カ月でしょうか？」

と尋ねられることが数え切れないほどあります。

医療ドラマならここで、「残念ですが、余命3カ月です」というような余命宣告があるわけですが、私はこの「余命○カ月です」という言葉を、これまで患者さんに使ったことは一度もありません。他の医師もおそらく同じでしょう。

理由は簡単です。**「目の前の患者さんがどのくらい生きられるか」など、誰にも分からないからです。**

「余命」とは、「その人があとどのくらい生きられるか」を意味する言葉です。しかし、同じがんで、かつ進行度が似た人でも、生きられる期間はあまりにもさまざまです。余命を正確に予想することなど到底できません。

がんの進行の速さや、薬がどのくらい効くか、患者さんの体力がどのくらいか、どんな持病があるかなどの特徴が、一人として同じ人はいないからです。

そこで「余命」を伝える場合は、便宜上「生存期間中央値」という値を使います。たとえば、過去のデータから同じ病気の人を99人集め、生きられた期間が長い順番に並べた時に、ちょうど真ん中の50番目に来る人の生きた期間が「生存期間中央値」です。

誤解してはならないのが、ある病気の生存期間中央値が3カ月であっても、「目の前の患者さんが今後生きられる期間が3カ月だ」という意味ではないということです。

これは、学校の試験の成績にたとえるとよく分かります。たとえば、ある学校の中学1年生の学力テストの得点の中央値が、これまでのデータから60点だと予想されるとしましょう。ここに、毎日まじめに勉強し、いつも成績優秀なA君と、全く勉強せずにゲームばかりしているB君がいます。この二人の成績を予想するとして、「二人とも中央値である60点を取る確率が高い」と言えるでしょうか？

当然ながら、A君はきっと中央値より高い点数を取る可能性が高く、B君は中央値より低い点数を取る可能性が高いはずです。中央値とはあくまで、一つの集団で真ん中にくる値にすぎません。個人がどの値に位置するかは、その個人次第、ということになります。

そして、「がんの性質」と「余命」の関係は、「試験前の勉強量」と「試験の成績」の相関関係とは比べ物にならないほど複雑です。

たとえば、ステージ4の大腸がんの患者さんから「余命はどのくらいでしょうか？」と尋ねられたら、私は生存期間中央値の定義を説明した上で、「生存期間中央値は抗がん剤治療（化学療法）を行わないケースでは約8カ月、化学療法を行って約2年とされています」と答えます[3]。

しかし、これだけでは説明として全く不十分です。これらの数字はあくまでステージ4の大腸がん全体の生存期間中央値で、一人ひとりの数字は多種多様です。肝臓に転移が1カ所だけあっても、体中に広くがんが広がっていても、「ステージ4の大腸がん」であるには違いないからです。

また、今は肝臓に転移が1カ所でも、1カ月後は肺に転移が現れているかもしれません。同じサイズの肝転移のあるステージ4の大腸がんでも、抗がん剤がよく効けば長く生きられますし、抗がん剤の効き目が悪ければ余命は短いかもしれません。

肝臓の転移も部位によっては手術で切除できるものもあれば、そうでないものもあります。もしかすると、肝転移のサイズが小さくなったらその時点で手術を検討できる、というものもあるかもしれません。

このように、がんの性質や進行のスピード、治療介入の影響を考慮すると、予想される生存期間の幅はあまりにも広いのです。

よって、患者さんから「余命」を尋ねられたら、ここに書いた全てのことを説明しなくてはなりません。そして、ある程度の幅をもって予想していただく、ということになります。生存期間中央値は一つの目安にはなりますが、決して「余命〇カ月です」というシンプルな余命宣告はありえないということです。

余命を問われた医師が、前述したような回りくどい答えを返すと、「医師はきっと余命が分かっているはずなのに、ごまかされた」「あとどのくらい生きられるか正確に知らないと、家庭や仕事の調整ができないのに、はっきり教えてもらえなかった」と不信感を持つ人がいます。こういう方々の中には、医学的根拠のない民間療法に傾倒し、結果的に余命を縮めてしまう人もいます。

ぜひ、がんの余命宣告というものが、どうしてもこのようなあいまいな形でしか行うことができない、ということをご理解いただけたらと思います。

医師が考える最も確実ながん治療　標準治療を選ぶべき理由

ここまで、がんに関してよく見る誤解について述べてきました。

さて、実際あなたやあなたの家族ががんになったとしたら、どんな治療を受けるべきなのでしょうか？

世の中にはたくさんの「がん治療」があります。書店に行けば、がん治療に関する本をたくさん目にしますし、テレビや週刊誌でもひっきりなしにがんに関する話題が繰り広げられています。中にはこうした情報の海に溺れてパニックになってしまうがん患者さんもいます。

そこで、どのようにがん治療を選べばいいのか、たとえ話を使って分かりやすく解説してみましょう。

「あなたがもし今がんになったら」と想像してみてください。

あなたは、病院で受けた検査で突然、大腸がんと診断されてしまいます。しかも、かなり進行していて、肝臓や肺にも転移している。病院の医師にはこう告げられます。

「ステージ4の大腸がんです。治療法は化学療法（抗がん剤治療）です。標準治療であるAという抗がん剤をお薦めします。あなたと同じ状況ならみなさんがAを選ばれます」

しかしあなたは、突然のことで即答できません。「標準治療」という言葉の意味もあまりよく分からない。

そこで、帰宅後に慌ててインターネットで検索してみます。

何か、もっと良い治療はないのか？

がんが消えてしまうような、そんな画期的な方法があるのではないか？

するとあなたは、がんを専門に取り扱っているクリニックのホームページを見つけます。大腸がんのモニター10人、全員がんが消えたという、Bという名前のサプリメントが紹介されています。10人全員、大腸がんが治ってしまったというのです。これは効果があるかもしれない。

しかし、いろいろ調べるうちに、他にも同じような治療がたくさんあることに気づきます。「100人やって全員がんが小さくなった、最先端の免疫療法C」というものも見つけ、魅力的に感じます。どれを信用すればいいのでしょうか?

そこで、昔からかかりつけだった近くの医院のベテランの先生に相談しに行きます。すると彼はこう言います。

「私は、標準治療Aは副作用が強いので大反対だ。昔私が使っていたDという抗がん剤がいい。これまでこの町で1000人以上の大腸がん患者を見てきた私が言うのだから間違いない」

この大先生が言うのなら、確かに正しいかもしれない。病院に行って、Dという抗がん剤が使えるか聞くべきだろうか、あなたはさらに悩みます。

翌日、あなたは職場の先輩に相談してみます。すると先輩は表情を曇らせ、あなたにこう言います。

「僕の母親も大腸がんで標準治療のAという薬を使っていたけど、効き目があまりなくて、去年亡くなったよ。Aはやめといた方がいいと思うよ」

あなたは思います。

「やっぱりAは効かないんだ。病院にだまされなくて良かった」

そんな時、何気なく見ていた新聞にこんな本の広告を見つけます。

「がんは放置せよ。抗がん剤治療を受けてはいけない」

あなたはようやく安心します。放置してもいいのだと。あなたはもう病院に行くのもやめます。特に症状もないのですから、何もつらいことはない。普段通りの生活を送ることに決めます。

さて、あなたはどうなるでしょうか？

前述の通り、ステージ４の大腸がんの生存期間中央値は、抗がん剤治療（化学療法）を行わないケースでは約8カ月とされています(3)。もちろん個人差はありますが、大腸がんが肺と肝臓に多発転移を起こしていて、全く何も治療しない場合、1年、2年と長く生きられる可能性は極めて低いでしょう。

放置すれば、非常に高い確率で、近いうちに大腸がんで亡くなるということです。

では、長く生きられる確率が最も高い治療法は、一体何だったのでしょうか？

誰しも、がんに勝てる一番確率の高い方法を選びたいはずです。タイムマシンでもあれば、一つ一つ試しては過去に戻って、一番効果の高かった未来を選べばよいのですが、そうはいかないわけです。すると、勝負する前に一番勝率の高い方法を知りたい、ということになります。では、一番勝率が高いと予想できる治療は何なのか？

答えは標準治療Aです。

誰もが確実に100％勝てる方法はありません。Aを選んで負ける（効き目が乏しい）こともあります。先ほどの話の中で登場した、職場の先輩のお母さんのケースです。

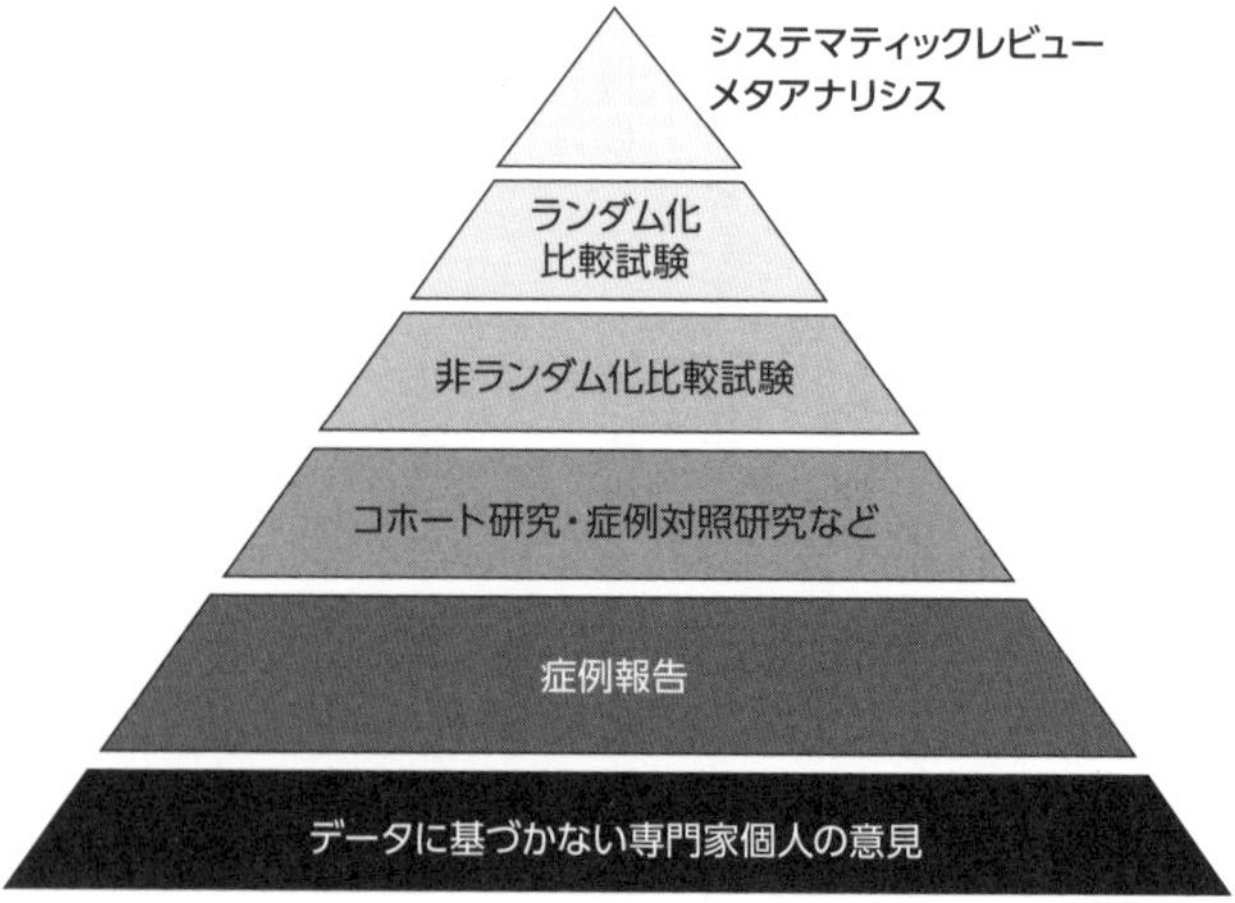

※国立がん研究センターがん情報サービス「ガイドラインとは」より一部改変

エビデンスレベル概念図

しかし勝率の高さで言えば、前述の例で挙げたB、C、Dという治療、そしてがんを放置すること、のいずれと比較しても標準治療Aは有利です。

なぜなら、**「勝率が一番高い治療」が「標準治療」という言葉の定義だからです。**この「勝率」＝「がんに勝てる確率」を決める根拠の序列を、われわれ専門家はがん治療における「エビデンスレベル」と呼びます。

このエビデンスレベルの考え方は世界中で確立していて、各治療法の効果を証明する根拠を上の図のように分けることができます。勝率が高いものから順に並んでいると考えてください（統計学の難しい言葉が並びますが、覚える必要は全くありませんので、サラッと流し読みしてください）。

まず、一番分かりやすいのは最も根拠として弱い「専門家個人の意見」でしょう。これに相当するのは、前述の例で挙げた、かかりつけのベテランの先生が紹介したDという抗がん剤治療と、一部の専門家が本で紹介していた「がんを放置する方法」です。

ベテランの先生は「1000人見てきたから間違いない」と言いましたが、何人見ようと個人の意見にすぎないので、その根拠は弱いものです。ちなみに職場の先輩の「Aはやめといた方がいい」という意見は、「専門家ですらない人の個人的な感想」ですので、その根拠の確かさはこの図に含まれないレベル、「圏外」です。

次に10人や100人といった少人数のモニターを対象にして効果を証明したサプリメントBや免疫治療Cはどうでしょうか。これは、標準的な薬と比較して臨床試験を行ったわけではないので、下から2番目または3番目に入ります。

むろん、これらは効き目がない、間違った治療だという意味ではありません。単に、**「予想勝**

率が高い順に並べたら下の方に来るだけ」です。

では、標準治療Aはどうでしょうか。

このAの効果を証明するために、どれだけ大規模で信頼に足る臨床試験が行われたかによります。大腸がんのように疾患数の多い病気の場合、数え切れないほど多くのランダム化比較試験（最も統計学的に信頼できる臨床試験）が世界中で行われているため、その中のえりすぐりであるAは一番上から2番目辺りに含まれます。

また、がんにはそれぞれ治療ガイドラインが用意されており、多くの医師はこのガイドラインを参照して治療法を選びます。標準治療はこのガイドラインに掲載され、全国的に、あるいは世界的に推奨されることになります。

どの治療を「標準治療」にするかは、その分野の専門家集団が世界中のあらゆる論文を調査して決めます。日々新しい臨床試験の結果が論文発表され、「何を標準治療にすべきか」が変わるため、時間が経つとともに更新されていきます。ガイドラインは書籍として販売され、何年かごとに新しい版が出ます。

しかしこの何年かの間にも新しい試験が行われるため、学会のホームページ上のウェブ版のガイドラインが定期的に更新されていきます。われわれ臨床医は、更新のたびにこれを確認することで、「現時点で最も勝率の高い方法が何か」をリアルタイムに知ることができます。

当然、効果だけでなく安全性も考慮されます。つまり、副作用がきっちりコントロールできるかどうか、ということです。同じ効果が証明された薬でも、副作用が強いなら標準治療として採用されません。

一方、副作用が多少強くても、それが薬で予防でき、コントロールが可能で、かつ効果が高いのなら、標準治療として選ばれます。

以上のことから、私たち専門医が勧めるのは、「まず標準治療を受けること」です。

ここに書いた内容は医療における常識ですが、残念ながらテレビや週刊誌、書籍などで取り上げられることはありません。**「当たり前」すぎて、コンテンツとして面白味がないからです。**

一方で、芸能人など有名な方が行ったがん治療の報道は大々的になされ、多くの人に多大な影響を与えます。実際、がんの治療中の方を動揺させてしまうこともあります。

私が外来で患者さんを見ていて強く感じるのは、「どれほど信頼できる臨床試験に裏付けられた治療より、たった一人の他人の経験が治療選択に影響を与えることがある」という皮肉な現実です。

もちろん、どんな治療を選ぶかは個人の自由です。ただ、われわれ医師は患者さんに、後悔だけはしてほしくないと思っています。もし治療がうまくいかなかったとしても、**「あの時点では、世界中で一番勝てる確率が高い治療を選んだのだ」と思えるようにしておくことが、後悔しない一つの方法だと私は考えます。**

どんなに心の強い人でも、いざ自分ががんになってしまったら冷静な判断はできなくなります。病気になる前から、ここに書いたがん治療の原則を誰もが知っておくべきなのです。

がん以外にも恐れるべき病気はたくさんある

この章では、がんに関して知っておくべき知識をまとめてきましたが、最後に「がん以外の病気にも目を向けてほしい」という話を書きます。

何かの症状で病院に来られた患者さんから最もよく聞かれる言葉が、「がんではないでしょうか」です。

がんにかかった著名人に関する報道や、がんに関するテレビ番組の影響も大きく、**がんが最も恐れるべき、忌み嫌われるべき存在として印象付けられているのです。**

確かに、がん（悪性新生物）は、わが国で毎年最も多くの人の命を奪っている病気です。しかし、がんと同じくらい、あるいはそれ以上に注意しなくてはならない病気はたくさんあります。

たとえば、第1章でも触れた通り、わが国で多い死因としてがんの次に続くのは心疾患や脳血管疾患です。これらの大きなリスクになるのは、糖尿病や高血圧、脂質異常症のような生活習慣病や、喫煙、肥満などの因子です。

これらを予防・早期治療することも、当然ながら大切です。

「がんではないか」と恐れて来院した方に、

「がんの心配はありませんよ。でも血圧が高く、コレステロール値も高いです。こちらの治療をまず始めましょう」

とお伝えすることはよくあります。

重度の肥満の方ががんを心配して自費で多くの検診を受けているのを見て、まず肥満を解消しないと病気のリスクは下がらない、と感じることもあります。

がんと同じくらい、あるいはそれ以上に怖い病気の存在を忘れることなく、さまざまな病気に備えて自分の体をマネジメントする必要があるのです。

コラム4

友人からメールで医療相談　医師として悩む理由

私たち医師は、友人からメールや電話で健康相談を受けることが頻繁にあります。

「昨日からおなかが痛くて下痢が続いているが、どうすればいいか」

「息子が頭を打ったが、病院に行かなくても大丈夫か」

など、相談の内容は枚挙にいとまがありません。もちろん、周囲の人たちから医療の専門家として頼りにされるのはありがたく、うれしいことです。しかし、残念ながらこうした質問に即答するのは難しいのが現実です。

なぜでしょうか?


私たちは普段、外来で患者さんに会う前に、患者さんが書いた問診票を見てある程度の情報を得ます。そして、実際に患者さんを診察すると、予想と大きく異なる病状に気づく、という経験がしばしばあります。

相手に直接会って診察することなく、メールや電話でもらった情報のみを頼りに何らかの判断を下すことは、外来で問診票だけを見て患者さんの治療方針を決めてしまうことに似ています。

問診票に書かれた症状やこれまでの経過を見て、「内服薬を処方して外来通院で様子を見ることができそうだ」と予想した方に実際に会うと、入院が必要だと即断できるくらい状態が悪い、ということすらあります。

当然ながら、患者さんは医療の専門知識が豊富ではありません。自分の病状や経過を医師に正確に伝えたり、病状の軽重を判断したりするのは難しいのです。

また、患者さん自身は、「自覚できる症状」しか伝えることができません。私たちが診察して客観的に得られる情報を踏まえると、判断が１８０度変わることもあります。

友人からの健康相談に乗るのは、相手の主観的な情報のみを頼りに医学的判断を下すことを意味します。万が一、自分の判断が間違っていたら、友人に健康被害を与えかねません。限られた情報しかない中で、医師としてその責任を負うのは、なかなか荷が重いものです。

電話やメールで受ける相談の中で特に多いのが、「病院に行かなくても大丈夫か」という類のものです。相手は、日々の忙しい生活の中で病院に足を運ぶのは可能なら避けたい、と思っています。その一方で、「手遅れになったら困る」という不安もあります。

そこで、知り合いの医師から「行かなくても大丈夫」という言葉をもらいたい。自信を持って、「病院に行かずに様子を見る」という選択をしたい。そういう気持ちがあるのだと思います。

一方、私たち医師にとって最も難しいのは、他でもない「病院に行かなくても大丈夫だ」と答えることです。この答えは時に、「相手の受診機会を奪うこと」を意味するからです。

万が一、その判断が誤っていたとしたらどうでしょうか。その時に受診していたら救えたかもしれない相手に、健康被害を与えるかもしれない。早期に介入すればスムーズに治癒したかもしれない病気の治療を、大幅に遅らせる原因を作ってしまうかもしれない。

そう思うと、「受診しなくてもいい」という判断を容易に告げることはできません。

よって、私たちが健康相談をもらった時は、ある程度は助言するものの、「実際に診察しないと分からない情報は多いから、明確な医学的判断はできない」「早めに近くの医療機関を受診することをお勧めする」と伝えざるを得ない、ということになります。

友人はがっかりするかもしれません。せっかく知り合いに医師がいるのに相談に乗ってもらえなかった、と反感を抱くかも知れません。

しかし、安易に断定的な結論を伝える方が、結果的にはよほど無責任である、ということは分かっていただきたい、と思っています。

第7章

正しい医療情報の見極め方

医療の疑問はググるべき？　意外に知らない検索エンジンの仕組み

医療や健康について疑問を持った時、みなさんは何を使って調べますか？

総務省の調査によれば、この質問に対して80％前後の人たちがインターネットやＳＮＳと答えています[(1)]。それは若い人に限った話だろう、と思いましたか？

実は、60歳以上に対象を絞ってもこの傾向はほぼ同じで、81・3％がインターネットやＳＮＳと答えているのです。そもそも医療や健康について興味を持つ人は中高年以上の年齢層に多く、近年はスマホやパソコンでネットを使いこなす高齢者はたくさんいます。

ちなみに、「頭痛」や「腹痛」といった症状名や「大腸がん」といった病名は、1カ月あたり5万～10万回以上検索されています。あらゆる年代で、「困ったらまずは検索エンジンに単語を入力する」という習慣が当たり前になっているのです。

ところが、私たち医師は、こうした検索によって得られる情報の中に信頼性の低い、信用すると危険な情報が多く混じっていることを知っています。**無防備な検索は健康被害につながる恐れ**

がある、といっても過言ではありません。

日々患者さんと接していても、インターネットで得た医療の間違った情報を、正しいと思い込む方が非常に多いことに気づきます。

確かに、検索エンジンは、疑問の答えが即座に得られる点で便利なツールです。しかし、インターネットの最大の欠点は、誰もが何の校閲も受けず、無制限にどんな文章でも公開できることにあります。

インターネットを使えば、どんな個人でも一つの「メディア」になることができるのです。これは、便利な反面、非常に恐ろしいことです。

では、検索エンジンで医療に関する情報を検索する際は、どんなことに注意すべきでしょうか？

まず、必ず覚えておくべきなのは、「上位表示は正しさを保証しない」ということです。

「正しく信頼性の高い情報ほど、検索エンジンで上位に表示されるものだ」と誤解している人が多くいます。実際には、検索エンジンの順位と、その情報の医学的な正確性の序列は関連しません。なぜでしょうか？

その理由は二つあります。

一つは、検索エンジンのアルゴリズムの性質です。検索エンジンは、ユーザーが入力した単語の組み合わせから検索意図を推測し、独自のアルゴリズムで順位を決めて結果を表示しています。

このアルゴリズムは公開されていませんが、入力したキーワードがどのくらい記事に含まれていて、どのくらいきっちり説明されているか、といった記事の内容や、ユーザーのページ滞在時間（じっくり読んでいる＝検索意図を満たしている）、そのページへの外部からのリンク数（信頼性の高いサイトからのリンクがある＝信頼性の高い情報が含まれるページである）といった蓄積されたデータが加味されていると考えられています[(2)]。

こうした検索順位を決定するための因子は２００種類以上あるとされます。こうした精密なアルゴリズムのおかげで、検索エンジンは私たちの疑問を解決してくれるのです。

しかし残念ながら、医療に関して書かれた記事の内容が、医学的に、あるいは倫理的に正しいかどうかを検索エンジンは判定することができません。専門性の高い情報の中には、その道の専門家でなくては正しさの判断が難しいものが多いからです。

実際、内容が医学的に不正確であるにもかかわらず、キーワードについて丁寧に説明され、かつ読者がじっくり読みたくなるような上手な文章が書かれた記事が上位に表示されることはあります。

特に、「がん　治る　食べ物」のように、複数のキーワードを組み合わせた検索でこのような結果が出やすいため、より注意が必要です。

検索エンジンの順位に関して注意すべきもう一つの点として、「検索連動型広告」の存在が挙げられます。

前述のアルゴリズムで結果が決まる検索のことを「自然検索（オーガニック検索）」と呼びます。一方、検索結果にはこれとは別に、広告枠が存在します。あるキーワードを検索すると、そのキーワードに関連した広告が、自然検索で得られた結果より上（または横）の目立つ位置に表示される、という仕組みです。

特定の興味を持ったユーザーにターゲットを絞って宣伝できるため、効果が高いとされていま す。また、一般的なバナー広告とは異なり、広告が表示されただけでは広告料は発生せず、クリックしたユーザーを自社サイトに誘導できた時点で料金が発生する、という仕組みになっています。これにより、コスト面で無駄が少ないのもメリットと考えられています。

これらのページは、検索アルゴリズムの影響を受けないため、検索したワードについて知りたいと思ったユーザーの疑問を満たすページであるとは限りません。情報の信頼性を保証するものでもありません。ただの広告なのですから、当然のことです。

検索連動型広告には、「広告」と小さな文字が書かれてはいますが、意識していないと自然検索の結果と見分けにくいこともあります。

もちろん広告は、何らかの商品やサービスを得たいユーザーの利便性を高めるツールです。しかし、医療に関して検索する人が広告であることに気づかずにいると、思いもよらぬ誤解をしてしまう恐れがあるのです。

検索エンジンに関わる広告の仕組みを知っておき、利用する際は十分に注意を払う必要があります。

「Q&Aサイト」の落とし穴とは?

外来で患者さんから、「インターネットのQ＆Aサイトで、自分と同じ症状の人がこんな治療を受けて大変な思いをしたそうですが、大丈夫でしょうか？」といった質問を受けることがあります。

確かに、医療情報を調べたい方の中には、検索エンジンだけでなくQ＆Aサイトを使う方もいるでしょう。Q＆Aサイトは、不特定多数の人に疑問を投げかけることができる便利なツールです。

一方で、Q＆Aサイト特有の注意点もあります。

まず、他人の体験が自分に完全に当てはまることはない、という医療の特性を知っておく必要があります。

患者さんによって、年齢、性別、体格、その人がこれまでにかかった病気、家族の病歴、飲んでいる薬などの背景は全く異なり、それによって行うべき治療や、治療に対する反応は違います。それどころか、そうした条件がほぼ同じ患者さん同士でも、同じ治療が異なる効果をもたらすことがあります。

家電などの商品を使った感想なら、同じ商品を使う以上、自分にも当てはまる可能性は高いでしょう。一方、医療に関する体験談はかなり特殊です。人間の体は非常に複雑で、他人の体験が自分に当てはまるかどうかの判断は、その道の専門家でも難しいものだからです。

その点で、他人の体験談を安易に自分に当てはめたり、それによって一喜一憂したりするのは得策ではありません。

また、Q&Aサイトの質問に回答する人は、自分の発信する情報に責任を持たない、という問題もあります。

私たち医師が患者さんに対面して話す時は、自分の発する言葉を一つ一つ慎重に選びます。間違った情報を伝えたり、伝えた情報を間違って解釈されたりすることが、患者さんの健康被害に結びついては大変だ、という恐れがあるからです。

私たちが情報提供する際は、常にこうした恐れや覚悟を持っています。

ところが、Q＆Aサイトで回答する人は、誤った情報が他人を傷つけても、それを目の当たりにすることはありません。匿名で回答できるため、面と向かって相談に乗るよりはるかに回答の敷居は低くなります。

このように気軽に発信される情報の中には、当然ながら信ぴょう性の低いものが交じります。中には間違った情報が修正されないまま掲載され続けることもあります。

家電を使った体験談であれば、実際に購入して失敗しても取り返しはつきます。しかし、医療に関する間違った情報は、他人に取り返しのつかない健康被害を与えることがあります。Q＆Aサイトを参照する際は、質の低い回答が存在することを十分考慮した上で、慎重に解釈する必要があるのです。

さらに、私たち医療の専門家は「Q＆Aサイトのような場所で不特定多数に発信することはできないが、お互い信頼関係ができていて、かつ直接診察でき、対面して会話ができる患者さんに対して私見としてお伝えすることはできる」というタイプの情報をたくさん持っています。

不特定多数に向けて発信できないのは、「誤解を招く可能性がある」「必ず例外がある」「同業者から反論があって情報が混乱する可能性がある」といった恐れがあるためです。原則、常識的な医師であれば、科学的根拠があって多くの医師が賛同するような〝無難な〟情報しか不特定多数の相手には発信できません。

一方、非専門家なら、こうした恐れもなく気軽に発信できるでしょう。**そして、「誰かに自分の持つ情報を伝えたい」「感情を共有したい」という強い思いは、ときにその情報の正しさを慎重に吟味することより優先されます。**

Q＆Aサイトの回答には、こういう「発信のハードルが低い人たちからの情報」が現れやすい、という傾向を分かっておく必要があるのです。

不特定多数に疑問を投げかけ、その答えが早急に得られるQ＆Aサイトは、一見すると非常に便利です。しかし、医療に関する情報を知りたいと思った人が使い方を誤ると、取り返しのつかない被害を受けるリスクがあります。このことを十分認識した上で、慎重に利用していただきたいと思います。

間違った医療情報にだまされやすい瞬間とは？

これまで書いたような情報収集における注意点を十分に理解している人でも、思わず落とし穴にはまってしまうケースがあります。誰もが間違った医療情報にだまされやすい瞬間があるのです。

分かりやすい例を挙げてみましょう。

もし、あなたが周囲の人たちから「口が臭い」とうわさされていることを知ったとします。とてつもなく大きなショックを受けませんか？

何としても治したい、そう強く思うはずです。

では、その悩みを解決するために何をするでしょうか？

やはり、インターネットで口臭ケアについて検索するのではないでしょうか？

そしてあなたは、口臭の悩みに共感し、口臭を治せる商品をいくつか紹介、比較して有効性を丁寧に説明し、実際にそれで口臭の悩みから解放された人たちの口コミを伝えるサイトに出合います。

「今なら半額」「初月は５００円」など、魅力的な限定キャンペーンもやっている。きっとその商品を使ってみたいと思うのではないでしょうか？

ここで注意したいのは、**今すぐ解決したい悩みやコンプレックスは強い購買意欲を生む、という事実です。**

そう考えると、口臭ケア商品を売るためには、「口臭ケア」「口臭　対策」「口臭　予防」などのキーワードで、検索結果の上位に表示されるようなサイトを作ればいいことになります。このサイトを検索結果の上位に維持できれば、かなりのお金もうけができそうです。

むろん、このサイトの情報が正しければ、それは悩みを解決する素晴らしいツールになります。実際そういうサイトもあるでしょう。

しかし、世の中善人ばかりではありません。デタラメな情報でもお金が稼げると分かれば、必ず間違った情報でサイトを作る人が現れます。

もちろん、注意すべきなのはネット上の情報だけではありません。

書店に行けば、口臭対策を詳しく解説したような本が見つかるでしょう。しかし、書籍にも医学的根拠のない情報が掲載されたものはたくさんあります。悩みやコンプレックスを抱えている時は、その内容を冷静に吟味することなく買ってしまうかもしれません。

このように、「健康上の深い悩みやコンプレックス」は一つのマーケットなのです。特にこの悩みやコンプレックスが「今すぐ解決したい」と思うような〝緊急性〟の高いものなら、なおさら消費者の財布の紐は緩むでしょう。

健康や医療に関する情報を収集する時は、このビジネスの仕組みを理解しておかねばなりません。**特に悩みやコンプレックスの解決を目的に情報を検索する時は、それを利用してお金もうけをしたい人が存在することを、少しでも頭の片隅に置いておく必要があります。**

また、高齢者の場合、病気への漠然とした不安が標的にされることもあります。

2019年12月から世界的に猛威を振るっている新型コロナウイルス感染症の問題に乗じて、効果を偽って医学的根拠のない商品を売りつける業者が多数現れました。

たとえば、大阪で80代女性を相手に訪問販売で新型コロナウイルスに効くとうたって漢方薬の売買契約をし、特定商取引法違反の疑いで男二人が逮捕されています(3)。

「がんを消す」などと効能をうたい、ビール酵母などを成分とするサプリメントや水素水を販売していた業者は、約3万2000人から計約12億円を売り上げていました(4)。

「がん細胞が自滅する」と宣伝して健康食品を原価の20倍近くの高額で販売していたとして逮捕された業者は、「フコイダン」という成分が含まれた商品で3年間に28億円余りを売り上げていました(5)。

冷静になって考えれば「怪しい」と気付く商品でも、病気に対する不安や治したいという気持ちが極度に強いと、その判断が鈍ってしまうのです。

中には、顧客からウソだと気づかれないために、「なるべく病院に行かずに自力で病気を治すことが大切だ」と説く売り手もいます。たとえば、

「医師を信用せず、病気はネットで自分で調べて知識をつけましょう」

「患者として自立し、医師任せの治療を受けないよう気をつけましょう」

「医師は製薬会社と癒着しているので、信用できません」

「この薬が認可されたのは、医師たちと国の陰謀です」

というような情報を絶えず吹聴しておくことで、これを聞いた人に「病院は怖い」「医師は信用できない」と思わせ、顧客を囲い込むのです。

厄介なのは、こうした間違った医療情報を吹聴する人の多くは、何も単なる「嫌がらせ」や明

らかな悪意でやっているのではない、ということです。ただ勤勉に、お金もうけに取り組んでいるのです。

中には、事実を偽り続けているうちに、どこまでが嘘なのか自分でもよく分からなくなり、「患者さんを助けたい」という正義感で取り組んでいるのだ、と思い込む人すらいます。そうなると、患者さんにとっては親身になって相談に乗ってくれる存在に見え、ますますだまされるリスクは高まります。

みなさんが不安や悩みを抱えている時は、間違った医療情報に最もだまされやすい瞬間です。このことを常に意識しておく必要があるでしょう。

もちろん、医療の専門家がこの現状をしっかり把握しておくことも大切です。どのようにして人は間違った医療情報にだまされているのか、そのメカニズムを医師たちはあまり知りません。

私たち医師の仕事は、診察室で目の前にいる患者さんを診療することだけではありません。病院に来る前の段階にいる人たちを正しい方向に導くことも、私たちの大切な役目であると思っています。

医療情報検索は学会サイト活用がおすすめ

ここまで、情報収集における注意点についてまとめてきました。ネット情報は怖い、と感じた方も多いでしょう。

その一方で、「困ったらネット検索せず、必ず医師に相談しましょう」と言われても、みなさんは困ってしまうはずです。日々の生活が忙しい中、受診するほどでもないと思われるような小さな疑問や不安があるたび医療機関に足を運ぶ、というのは現実的ではないからです。

そこで、医師の立場から提案できる解決策の一つが、検索エンジンに頼らずに、直接学会の公式サイトに行く、という手法です。

医療の世界には、非常に多くの学会が存在します。例えば、私が専門とする消化器領域だけでも、日本外科学会、日本消化器外科学会、日本消化器病学会、日本消化器内視鏡学会、日本肝胆膵外科学会、日本臨床外科学会、日本内視鏡外科学会…、と驚くほど多くの学会があります。

「多いこと」には良い点も悪い点もあるのですが、それはともかく、こうした学会のほぼ全てに公式サイトがあり、その多くが患者さん向けコンテンツを用意しています。とても分かりやすい医療情報集を、誰もが無料で利用できるのです。

もちろん、これは消化器領域に限った話ではありません。

子どもの病気のことで困ったら、日本小児科学会の公式サイトが便利に使えます。症状に合わせてボタンをクリックすると、さまざまな解説記事を閲覧できます。

耳鼻科関連なら日本耳鼻咽喉科学会、眼科関連なら日本眼科学会、産婦人科関連なら日本産科婦人科学会といったように、それぞれに分かりやすい一般向けコンテンツが用意されているのです。

普通に検索するだけではこれらのサイトが上位に表示されるとは限りませんが、まず「〇〇学会」と検索し、学会サイトに一度行ってみるのは一つの手です。

学会サイトが発信する情報の持つ利点は、学会が中心となって発行する診療ガイドラインに基づいていることにあります。前述の通り、診療ガイドラインは、多くの専門家たちが何度も議論した末にようやく生まれた成果物です。つまり、大多数の医師が同意する内容と考えてよいでしょう。

むしろ、**医療に関する情報が多くの人の目に触れる前には、本来これだけの障壁を乗り越える必要があるのです。**したがって、非医療者はまず、この「コンセンサス」を知るのが最も大切です。

医療に関する情報は、「正しい」「誤り」と白黒はっきりつけるのが難しいものもありますが、専門家の多くが同意している情報があるなら、それに当たるのが最も安全なのです。

逆に言えば、医師によって意見が分かれるような、真偽の確認に複雑な判断を要するような情報なら、自力で問題解決を図る段階を超えています。その場合は、直接医師に相談するのが望ましいでしょう。

インターネットで医療情報を検索する人は今後も増える一方です。学会サイトの閲覧を一つの便利な手段として持っておくことを強くお勧めします。

なお、私の運営するサイト「外科医の視点」(https://keiyouwhite.com/guideline-for-patients)では、こうした信頼できるサイトのリンク集を用意しています。ぜひご利用ください。

知人の体験談に注意すべき理由

私が以前肩関節の手術を受けたのは前述の通りですが、実は手術前に同じ手術を受けた経験がある知人に相談していました。私にとって整形外科の関節鏡手術は専門外ということもあり、実態をあまりよく知らなかったからです。

すると、「術後は痛くて眠れなかった」「痛み止めが全然効かなくて困った」というネガティブな感想が返ってきたのです。私は思わず不安になってしまいました。

同時に、医師の私ですらこのような不安に駆られてしまうという事実は、重く受け止める必要がある、と感じたのです。

実際、患者さんの中には、検査や治療に関して知人から具体的な体験談を聞き、「自分もそんな目に遭うに違いない」と思い、その検査や治療を拒否したいと言われるケースがよくあります。

しかし実際には、検査や治療に対する体の反応は千差万別です。これは、多くの医師が日常的に実感していることでしょう。

たとえば、大腸カメラの検査を受けた患者さんから「痛みが強かった」「前日の下剤のせいで夜が全く眠れなかった」という感想を聞くこともあれば、全く平気な方もいます。

ＭＲＩ検査も、抗がん剤治療も、全身麻酔手術もみんな同じです。

全ての医療行為に対して、患者さんの感じ方はケースバイケースなのです。

しかし、身の回りの少人数の意見を聞き、大きな影響を受けてしまう方は非常に多くいます。不安になるあまり、検査や治療の機会を逸してしまっては元も子もありません。

不安を感じた場合は、必ず医師にそのことについて相談し、「どの程度の人がどんなつらさを感じるか」といった医師自らの経験に基づく客観的な情報を教えてもらったり、治療に関して過去のデータを参照に「どんな副作用がどのくらいの頻度で起こりうるか」といった医学的根拠のある情報を提供してもらったりする必要があると思います。

また、ＳＮＳや個人のブログから情報を得る際にも注意が必要です。

昔は検査などの体験談は、現実に会える知人や親族などからしか聞けないものでしたが、近年はスマホ一台あれば容易に他人の体験談を知ることができます。検査や治療に関して、かなり具体的な感想を発信している方がたくさんいるからです。

しかし、残念ながら医師の立場から見ると「誤解を招きかねない」と不安になる体験談は非常に多くあります。

もちろん、こうした方々は「自分の体験を多くの方に役立ててほしい」という善意のもとに発信しているのでしょう。その気持ちを否定するつもりはもちろんありません。また、何か未体験の出来事が控えている時、知人に相談したり、ネット上にある第三者の経験に触れたりすることで、心理的なストレスが軽くなるのも間違いないでしょう。

だからこそ、**「一例にすぎないはずの知人らの体験談に、人は大きな影響を受けるものなのだ」ということを知っておくことが大切です。**その上で、自らの身を守るための検査や治療と向き合う必要があるのです。

有名人の病気に関する報道を見たら注意すべきこと

有名人が病気になった時、毎回メディアで大きく取り上げられ、いつもさまざまな臆測が飛び交います。そして、その病気に関して考察する記事などがネット上に多数現れたり、テレビでその病気が解説されたりします。

病気に関する情報を得ることは大切ですが、こうした速報は時に正確性を欠き、無用に視聴者を不安に陥れたり、誤解させたりする危険性があります。

たとえば、有名人が病気になった時、事務所などから病名が発表され、メディアがその病気に関する記事を書くことがよくあります。しかし実際は、発表された病名を聞いただけでは、どんな病状なのか、死に至るリスクはあるのか、といったことを推測するのは、医師ですらほとんどの例で不可能です。

たとえば、ある有名人の方が「ステージ４の胃がんだ」と報道されたとしましょう。

「ステージ４の胃がん」とは、がんが胃以外の臓器に遠隔転移を起こした状態のことを指します。

しかし、肝臓に小指の爪くらいの小さな転移があってもステージ4ですし、全身の臓器にがんが広く転移した状態や、おなかの中にがんが種をまいたように無数に広がってしまう「腹膜播種」という状態でもステージ4です。

ステージ4でも、場合によっては例外的に手術を行ってがんを全て取ってしまうこともあります。すると、「ステージ4の胃がん」でありながら、おなかの中は肉眼的にはがんがない状態になっている、という方もいるでしょう。

胃がんで胃を切除する際に、おなかの中に水を入れ、その水を回収して、目に見えないレベルでがん細胞がないかどうかを顕微鏡で確認する「洗浄細胞診」という検査を手術中に行うことがあります。もしこの検査でがん細胞が検出されたらステージ4です。目に見えるがんは一つもなくても、です。

「ステージ4の胃がん」というだけでも、これだけ多種多様な状態を含んでいるのです。よって私たち医師が、「ステージ4の胃がん」と聞いても「何かを判断するにはあまりに情報が少なすぎる」と考えるのは当然です。

他にも、「胃がんの術後に再発した」という報道に対しても同じことが言えます。

（1）胃がんの種類（組織型）はどうなのか？

（2）胃のどの部位にがんができていて、どんな手術を行ったのか？

（3）術後にどんな抗がん剤治療をしたのか？

（4）再発後にはどんな治療を行ったのか？

（5）それがどのくらいの効果を示したのか？

これらの詳しい情報がない以上、病状や予後に関してほぼ何も考察できません。こうした状況で、メディアなどで臆測でなされるさまざまなコメントを見て、私たちはいつも、

「何も情報がないのに、推測で物事を決めつけるのは良くない」

「分からないことを勝手に想像し、誤解を招く表現をするのは危険だ」

と感じています。これらは、あくまで「少なすぎる情報」から推測されたものにすぎないため、参考程度に扱う必要があるのです。

また、有名人が病気になると、「私は○○さんと同じ病気なのですが、大丈夫でしょうか？同じ治療を受けた方がいいでしょうか？」と患者さんによく言われます。

前述の通り、病名が同じであっても他の条件が異なれば、治療の方法や対処法は全く異なります。その患者さんの病状に合った治療を受ける必要があります。

「そうなのですね、○○さんがその治療をされているなら、あなたにも有効かもしれないのでやりましょう」という話にはなり得ないということです。

あるいは、「○○さんがかかった病気が怖いので、検診を受けたい」という方も必ずいます。特に、がんの場合はその傾向が強いと思います。しかし、「報道された病気を優先的に怖がる」ということが非合理的であるケースは多いのです。

分かりやすい例を挙げるとすると、30代で喫煙者の肥満の患者さんが、ある有名人が乳がんになったとの報道を見て、不安になって乳がん検診を希望されたとしましょう。

おそらく私たちはまず、生活習慣病のリスクを下げるために肥満を改善し、肺がんなど呼吸器疾患のリスクを下げるため禁煙を優先してほしいと伝えるでしょう。そして、国が推奨している乳がん検診（対策型検診）の対象は40歳以上であり、現時点では優先順位が低い、と伝えることにもなるでしょう(6)。

どんな情報に接しても、個々のリスクを勘案して病気を予防する、あるいは早期発見に努める必要があることに変わりはありません。著名な方の病気が報道されると、誰しも不安になってしまうものです。しかし、そういう時ほど、情報に冷静に向き合う必要があるのです。

第8章

こんな事故や症状に注意！

高齢者に多い〝自転車〟事故の恐ろしさ

私は外来でさまざまなけがの患者さんを診療しますが、特に自転車走行中のけがを非常に多く経験します。中には大きな手術が必要になるケースもあり、自転車は自動車に勝るとも劣らない「危ない乗り物」だと言えます。

警察庁交通局の調査では、自転車関連の死亡事故は年間450件以上に上ります[(1)]。毎日1人以上が自転車事故で亡くなっているということです。**そのうち65歳以上の高齢者が半数以上を占めます**。実際、救急外来で勤務していると、自転車事故で搬送される高齢者が非常に多いことを実感します。

死亡に至らない重傷事故の件数も含めると、2019年は8660件で、そのうち65歳以上の高齢者が半数以上の3542件です[(1)]。自転車は、子供から高齢者まで誰でも乗れて免許も不要。気軽に利用できる便利な交通手段です。その分、事故リスクを軽視し、不注意な運転をする人も多いのです。

また、ヘルメットを着用していなかった人の致死率（死傷者に占める死者の割合）は、着用していた人の2・5倍とされています[1]。

むろんこのデータは、ヘルメットをきちんと着用する人は運転も慎重な傾向があり、そもそも死に至るような大きな事故を起こしにくい、と解釈することもできます。しかし、大きな事故で頭部を強く打撲した際、ヘルメットを着用しているかどうかが生死を分ける可能性もあるのは間違いないでしょう。

東京都はホームページ上で「自転車利用者の守るべきルール」としてヘルメットの着用を推奨しているほか、「次の運転は禁止」として、

（1）スマートフォン・携帯電話の使用
（2）傘差し運転
（3）飲酒運転
（4）運転中のイヤホン・ヘッドホンの使用

を挙げています。

実際、スマートフォンを見ながら自転車に乗っていた人に衝突されてけがをした、という歩行者が病院に搬送されるケースもよくあります。大変危険ですので、やめていただきたいと思います。

これらに加えて東京都は「自転車事故に係る高額賠償請求事例も発生しています。万が一の備えとして、自転車保険に加入しましょう」と注意喚起しています。

2015年の兵庫県を皮切りに、近年多くの自治体が自転車保険の加入義務化を条例で定めています。東京都も「自転車の安全で適正な利用の促進に関する条例」を2020年4月に施行し、加入を義務化しました(2)。

自家用車を運転する人で自賠責保険に入っていない人はいませんが、自転車保険に入っている人はまだ少ないかもしれません。

実は私自身も自転車事故で相手にけがをさせ、賠償請求を受けた経験があるのですが、自転車保険に加入していたおかげでスムーズにことが運びました。普段から頻繁に自転車を利用する人は加入を検討するのがよいかと思います。

頭をぶつけたら？　若い人とは異なる注意点

同じ怪我や病気でも、高齢者は若い人と異なる経過をたどることがある、という話は第1章で繰り返し述べました。

中でも注意すべきなのが頭の打撲です。

病院には、頭を強くぶつけて病院に来られる高齢の方が大勢います。若い頃ほど俊敏な動きが難しくなり、ふらついた時にとっさにバランスを取る力も衰えているため、派手に転んで頭を強く打ってしまう、というケースが多いのです。

頭の表面の皮膚は血流が豊富で、かつ皮膚がピンと張った状態なので、ぶつけると容易に出血します。頭の皮膚がパックリ割れて大量に出血する、というケースも多く、慌てて病院にやってくる方もたくさんいます。

ただ、こうした表面の傷に関しては、それほど心配する必要はありません。その場で局所麻酔をして縫えば、大きなトラブルが起こらない限り1、2週間以内に治ってしまうものだからです。

派手な出血にうろたえてしまう人は多いのですが、表面の傷だけで命に関わることはめったにありませんし、落ち着いて受診していただければ何ら問題ありません。

むしろ注意すべきなのは、頭の中に起きた「見えない出血」です。

頭を強く打つと、脳を取り巻く血管が破れてしまい、頭蓋骨の中の空間に出血することがあるのです。

頭蓋内に出血すると、これが脳を圧迫し、手足に麻痺が出たり呂律が回らなくなったりすることがあります。こうした神経症状がある場合、あるいは、症状がなくても経過から頭蓋内出血のリスクが高いと考えられる方は、CTなどで精密検査を受けていただくことが一般的です。

また、特に厄介なのが、「打った直後は全く症状がなくご本人も何ら問題を感じていないにもかかわらず、数日~1週間ほど経ってから症状が現れる」という例が少なくないことです。

こうしたケースでは、最初のCT検査では異常がないのに、その後じわじわとゆっくり頭蓋内に出血し、症状が現れてからもう一度CTを撮ると大量の出血が確認できる、ということがあります。

この状態を「慢性硬膜下血腫」と呼びます。「急性」に出血するのではなく、時間をかけてゆっくり出血することから「慢性」という名前がついています。特に高齢者に多いため、注意しなければなりません。

また、症状の現れ方も急激ではなく、物忘れが多い、何となくぼんやりする、会話がしづらい、といった捉え所のない症状がゆっくりと現れることが多く、同居している家族ですら認知症だと誤解してしまうこともあります。

高齢者が頭を強く打った時は、その直後はともかく、それ以後数日ないし1週間程度は症状に変化がないかどうか注意しておく必要があります。

こうした病気は、「あらかじめ知っているかどうか」が、素早く適切な対応ができるかどうかを左右します。高齢者の方や、高齢者を家族に持つ方には、ぜひ知っておいていただきたいと思います。

毎年１００人近くが搬送　餅による窒息事故を防ぐには？

私がまだ小学校の低学年だったころのことです。夜中3時ごろ、突然両親に起こされ、車で遠く離れた病院に連れて行かれました。そこで目にしたのは、病室のベッドに横たわり、人工呼吸器につながれた祖母の姿でした。

部屋に漂う消毒液の臭い、無機質な白い壁、人工呼吸器が定期的に発する機械音。そして、いつもは笑顔で話す親戚たちの暗い表情。私は今も、あの時の光景をありありと思い出すことができます。

祖母が倒れた原因。それは、餅を喉に詰まらせたことによる、窒息でした。そして私は医師になり、年末年始に数え切れないほどの「餅による窒息事故」を診ることになります。

餅による窒息事故は毎年変わらず報道されます。東京消防庁管内だけでも、２０１３年から17年までの5年間に、餅をのどに詰まらせて５２１人が救急搬送されています(3)。特に多いのは65

歳以上の高齢者で、約９割を占めます。

発生件数の半数以上が12月と1月。年末年始に餅を食べる人が急増するからです。つまり、**「誰が」「いつ」注意すべきであるかが、きわめて明白な事故であると言えます。**

よって毎年のように、救急医療に携わる人たちが、餅による窒息事故に気をつけるべきだと啓発を繰り返しています。しかし、残念ながら同様の事故が依然として起こり続けています。

東京消防庁は餅による事故を防ぐポイントとして、以下の４点を挙げています。

（1）餅は小さく切って食べやすい大きさにする

（2）ゆっくりかんでから飲み込む

（3）乳幼児や高齢者と一緒に食事をする時は、慎重に様子を見る

（4）いざという時に備え、応急処置の方法を知っておく

私はこの４点に加え、もう一点、重要なポイントを挙げたいと考えます。それは、**「リスクの高い高齢者は餅を食べない」**です。餅を食べさえしなければ、喉に詰まらせる心配はありません。

「正月に家族みんなで餅を食べるのが楽しみなのに、それを奪うなんて、なんと冷酷な医者だ」と思ったでしょうか？

もちろん、そういう意味ではありません。

餅が危険なのは、その強い「べたつき」のせいです。餅がのどに貼り付いてしまい、空気の通り道をふさいでしまいます。ですから、「べたつき」の少ない代替品を使えばいいのです。

介護情報サイト「かいごGarden」は、代替餅としてジャガイモ餅、大根を使った餅、上新粉と豆腐をつかった白玉を挙げています[(4)]。

特に、うるち米が原料である上新粉は、白玉粉と比べると粘り気が少ないため、歯切れのよい団子になります。食感も餅に近いため、窒息リスクを最小限にしながら、食べる楽しみも奪わない方法です。

もちろん、それでも窒息を完全にゼロにすることは困難でしょう。目の前で家族が窒息しかけた時、周囲の人は何をすればいいのでしょうか？

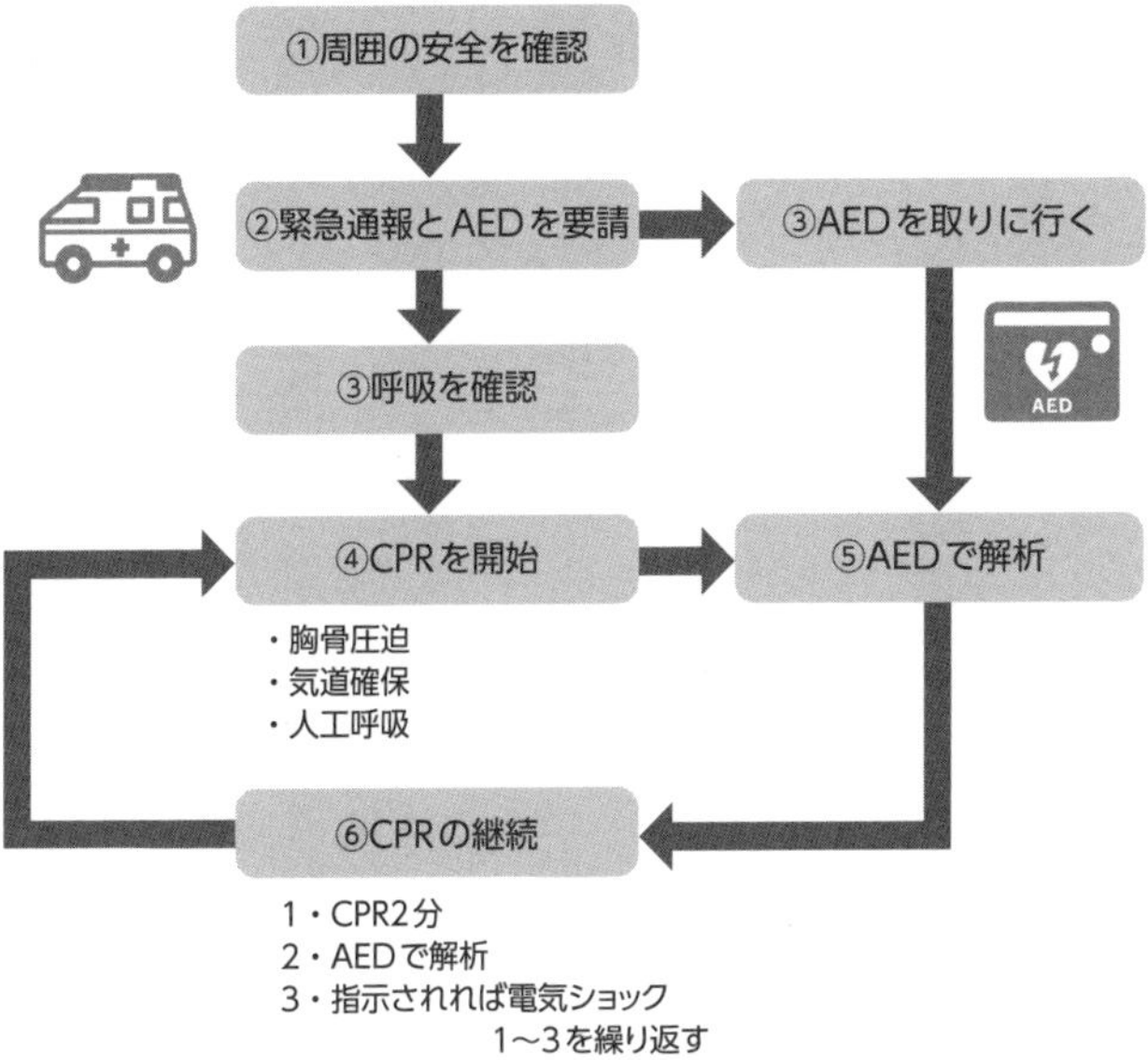

BLSの流れ

窒息時の対処法について、簡単に説明しておきましょう。

まず、大きな声で助けを呼び、119番通報するとともに、可能であれば自動体外式除細動器（AED）の搬送を身近な人に依頼します。緊急事態に備えて近所でAEDが設置してある施設などを確認しておくと安心です。

本人にはできる限りせきをさせ、せきもできない時は「背部叩打法」を行います。片手で下あごを支えてあごを反らせ、気道を直線的にした状態で、もう片方の手のひらの付け根で、背中を強くたたきます。

たたく位置は、両方の肩甲骨の間です。これを異物が取れるまで繰り返します。

もし呼びかけに反応がなくなった時は、すぐに心肺蘇生、つまり心臓マッサージ（胸骨圧迫）を行いつつ（可能であれば人工呼吸を行いながら）、ＡＥＤを装着します。

ＡＥＤは、電気ショックが必要かどうかを自動で判別し、音声で指示をくれる器械です。電極パッドを胸に貼りさえすれば（貼り方も分かりやすく記載されています）、その使い方に専門知識は必要ありません。

この一連の流れのことはＢＬＳ（Basic Life Support）と呼び、医療者に限らず誰もができるのが望ましい、とされています[5]。

もちろん、気が動転してなかなか思うように体が動かないかもしれませんが、普段から少しでも知識を整理しておくことが、いざという時の助けになるはずです。

見えない病気や障がいの存在　知っておくべきヘルプマーク

ある夏の暑い日、外来に通院中の患者さんが私に冷たいペットボトルのお茶を渡し、バツの悪そうな表情でこう言いました。

「間違えてうっかりペットボトルを買ってしまいました。先生、あけてくれませんか？」

患者さんは60代の女性。腫瘍内科の外来で化学療法（抗がん剤治療）を受けていました。抗がん剤の副作用によって、指先にしびれがあり力が入りにくくなっていたのです。

何も知らなければ、抗がん剤治療を受けていると分からないほど見た目はお元気で、パートで仕事を続けている方でした。しかし、疲れやすいため長時間の労働は難しく、また吐き気止めや口内炎の薬を使用しながら治療している最中でした。人前で「いつも通り」でいることに、それなりの苦労があったと思います。

前述の通り、抗がん剤治療は、かつては入院して行うのが一般的でした。しかし、近年は外来通院で行うケースが増えています。午前に点滴を受け、午後から出勤する人もいます。薬の安全性が向上し、副作用をコントロールする手段が豊富になったことが理由です。

ところが、**こうした医療の発展は、病気を抱えて日常生活を送る患者さんのつらさや努力を分かりにくくする、という皮肉な側面があります。**

もちろんこれは、がんに限ったことではありません。定期的に病院で治療を受けつつ、それまでと同様の日常生活を維持する形で「共存できる病気」が増えているのです。

病気と共に生活する方々には、疲れやすい、痛みが出やすい、といった症状が周囲の人から見えにくいため、援助を受けにくいという悩みがあります。場合によっては、電車の優先席に座っていると、「若いのに」「元気なのに」と白い目で見られる、という悲しい事例もあります。

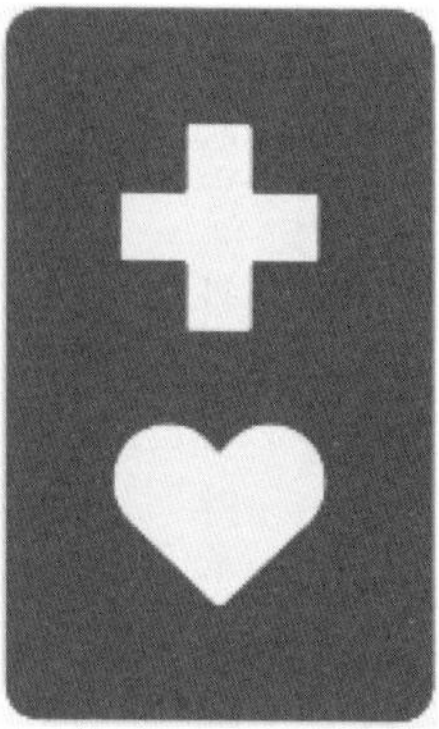
ヘルプマーク

こうした方々を守るツールとして知っておきたいのが、「ヘルプマーク」です。ヘルプマークは、何らかの病気や障がいを持ちながら、支援や配慮を必要としていることが外見からは分かりにくい方が、支援を得やすくするマークのことです。

義足や人工関節を使用している方、内部障がいや難病の方、妊娠初期の方など、外見では分からなくても、援助や配慮を必要としている方は多くいます。そうした方々は、突発的な事故や災害などの際に、素早く移動したり階段を上り下りしたりといったスムーズな対応が難しく、そのことが一見すると周囲には分かりにくい、という問題があります。

東京都は、２０１２年からストラップ型のヘルプマークを配布し、優先席へのステッカー標示などが始まっています。こうした動きは他府県にも広がり、最近は街中でもよく見かけるようになりました。

しかし残念ながら、まだまだ知らない方が多いのが現状です。まずは、**全ての病気が必ずしも表に現れるわけではない**、という事実を広く知っていただき、病気や障がいを持つ方々が困っている時には、進んで手を差し伸べられる社会になれば、と願います。

身体拘束が必要な場合も　「せん妄」とは何か

以前、ある医療ドラマでこんなシーンがありました。

ある日病院に、医師である主人公の祖母が足の骨折で救急搬送されてくる。普段は自立した生活を送る元気な人だったのに、入院後は主人公のことが誰だか分からなくなってしまう。病室で暴れ、治療を拒否したり、医療スタッフに暴言を吐いたりするため、主人公は医師として、自らの祖母に身体の拘束を指示する、という苦渋の決断をする——。

このシーンを見た方は「ドラマの世界だから大げさに描いているのだろう」と思ったはずです。しかし医療従事者はこの場面を、特に誇張でもない、医療現場で日常的によく起こる現実的な光景だ、と考えます。**入院したり手術を受けたりしたことで、こういう状態に陥ってしまう患者さんは少なくないからです。**

前述のワンシーンのような、意識の障害を「せん妄」と呼びます。病院では入院や手術などを契機に起こることが多く、自分のいる場所がどこだか分からなくなったり、家族が誰だか分からなくなったり、つじつまの合わないことを話したり、といった症状が現れます。幻覚が見えたり、周囲の人に対して攻撃的になったりすることもあります。

生活環境の変化や、手術・検査などによる心理的、身体的なストレスの影響で起こることが多く、臨床現場でよく経験する病態です。症状が時間とともに変動するのが特徴で、夜間にこうした症状が強く現れ、看護師がそのケアに疲弊してしまう、といったこともよくあります。

認知症と似ていますが、状態はかなり異なります。

せん妄は意識障害の一種で、発症時期が特定でき、数時間から数週間といった単位で起こったのち回復する、という特徴があります。もとの病気を治療しつつ、せん妄に対して興奮や不安を抑える薬を時に使いながら、徐々に改善していくのを待つ必要があります。

医療者にとっては日常的に経験するほど頻度の高いせん妄ですが、社会的にはあまり認知されていません。お見舞いにやってきたご家族や知人が、変わり果てた患者さんを見て大きなショックを受けてしまうこともあります。

「入院中なのにきちんと治療されていないのではないか」と医療スタッフに不信感を抱く人も

いますし、「こんなことになるくらいなら手術してほしくなかった」と叱られることもあります。

せん妄の患者さんは、突然暴れて点滴の管を抜いたり、ベッドから転落したりと、ご本人にとって危険なことが多いため、やむを得ず身体拘束を行うこともあります。専用のベルトを使ってベッドに体を固定したり、鍵がないと外せない大きな手袋を両手につけたりすることもあります。

また、医療スタッフだけではケアが難しいことも多いため、ご家族に付き添いを依頼することもよくあります。ご本人の安全確保が目的です。

こうした行動の抑制を行う場合は、事前にご本人とご家族にその必要性を説明し、同意書にサインをいただくのが一般的です。しかし、せん妄の実態は十分に知られておらず、医療スタッフからの事前の説明を聞き流してしまう人もよくいます。

何より、入院の主目的となっている治療や検査の説明の方を重点的に聞きたい、という思いもあるからでしょう。そして心の準備ができていないご家族の方は、せん妄状態になった患者さんを見て驚愕してしまうのです。

誰しも手術を受けたり入院したりした際には、一時的にせん妄という状態に陥るリスクがある、ということは、事前に知っておくとよいと思います。

むろん、適切な治療で自然に軽快することが多いため、過度に心配する必要はありません。ご家族の方も、ここに書いた知識を頭に入れておき、慌てることなく患者さんのサポートをしていただけたらと思います。

コラム5

「病気の体験がないのに何が分かる?」医師がよく受ける批判

私は日々、ウェブメディアでの連載や書籍執筆、SNSなどを通して医療に関する情報を発信しています。そうした中で時々、「病気を体験したことがないくせに、患者の気持ちが分かるわけがないだろう」という批判をいただくことがあります。

たとえば、私が胃カメラの検査の流れや目的について説明する記事を書いたところ、「あなたは胃カメラを受けたことないでしょ? 何がわかるの?」といったコメントが付いたことがありました。

実は、私は胃食道逆流症があり、その関係で薬を定期内服していることもあって、胃カメラ検査を定期的に受けています。しかし、あえて「自分が受けたことがある」という話を書いてはいませんでした。胃カメラに関する客観的な情報を提示した記事ですから、あえて「自分が体験したことがあるかどうか」を書く必要はない、と感じていたからです。

実は多くの医師が、「病気の体験がないあなたに私の気持ちが分かるわけがない」と言われた経験を持っています。産婦人科医なら「病気」が「出産」に、小児科医なら「病気」が「子育て」に変わることもあります。

確かにこれは、その通りだと思います。

前述の通り、私が初めて全身麻酔手術を受けた時に、思いもよらない発見がたくさんあったからです。患者を体験してみないと、患者の真の気持ちは分からない。そう痛感したのは事実です。医師はこの点において「無知である」ことを自覚した上で、謙虚な姿勢でいる必要があるとは思っています。

一方で、医学はサイエンスであり、学問です。学問というのは、「誰もが一つ一つ体験して確認しなくても済む状況」を目指してこれまで進歩してきたはずです。偉大な先人たちが積み重ねた知見によって学問が進歩したおかげで、特定の個人に生じるコストやリスクを最小限にできるわけです。

医学の専門家である私たちは、これまで医学の進歩を築き上げてきた巨人たちの肩の上に乗っているからこそ、遠くを見渡すことができます。この営みを毎度振り出しから始めなければならないとしたら、医学の存在価値は根底から瓦解してしまうでしょう。

そして、もちろん、一人の医師が全ての病気を経験することはできません。医師と接する時は「同じ病気の体験」を求めるのではなく、その病気を体系的に学び、同じ病気の患者さんを多く診療した経験から得た客観的な知見をうまく引き出すこと、それを上手に利用することが大切なのだと私は思います。

おわりに

現在、我が国の人口は約1億２０００万人。そのうち65歳以上の高齢者は３５００万人超、実に28％以上を占めています。今後も高齢者の増加傾向は続き、２０６５年には国民の38・7％、すなわち2・6人に1人が65歳以上となる社会がやってきます[(1)]。

また、医療の進歩とともに、私たちの平均寿命は年々伸び続けてきました。２０６５年には、男性の平均寿命は85歳、女性は91歳に至ると予想されています[(1)]。

こうした背景から、一人当たりに必要な医療費もますます増えています。２０１７年度の調査では、75歳以上が平均92万２０００円で最も高く、最も低い15～44歳の7・5倍でした[(2)]。

誰しも、加齢に抗うことはできません。どれほど健康に気をつけている人でも、歳を経るほどに身体のさまざまな部分に不調をきたしはじめ、医療を利用する機会は増え続けるのです。

毎日のように医療機関に通い、お腹いっぱいになるほど薬を飲み、それでも安心できずに悶々とした日々を過ごす。そんな高齢者は少なくありません。高齢であるほど、医療をうまく利用し、自らの身体とうまく付き合い、日々の生活を豊かにする術を身につけておく必要があると感じます。

加えて、高齢者が医療機関に通院・入院する際は、ご家族の協力が欠かせません。送り迎えをしたり、受診に付き添って治療の説明を一緒に聞いたり、入院中の生活のサポートをしたりしていただく機会が多いからです。

それゆえ、患者さんご本人以上にご家族の方が疲弊し、精神的・身体的なストレスで参ってしまう、というケースも少なからずあります。ご本人だけでなく、ご家族の方も高齢者医療の実態を知っておき、うまく立ち回る必要があるのです。

また、高齢者にとって医療は必ずしも「長生きするためのツール」ではありません。自分の趣味に熱中したり、お友達と遊びに行ったり、家族と楽しく美味しいものを食べたりして豊かな人生を送れるようにする。高齢者にとっての医療の価値はそこにあります。

そのためには、早いうちから医療に関する知識を身につけ、来るべき「不調」に備えておかねばなりません。


本書では、高齢者の病気に対する考え方や、高齢者特有の問題にスポットを当てながら医療の知識を紹介しました。

しかし、私は読者に専門的な知識をたくさん伝えたい、と考えたわけではありません。むしろ、簡単に理解できるような、身近な知識を得ておくだけで十分だ、と考えています。容易に理解できる知識であるにもかかわらず、単に「知らない」というだけで医療を十分に活用できない方が多いことを、私は身を持って知っているからです。

願わくは、本書を多くの方に読んでいただき、ここで得た知識を利用して医療をうまく使いこなせる方が増えれば、と思います。

なお、本書は時事通信社の医療情報サイト「時事メディカル」での連載記事を大幅加筆修正したものです。

日頃からベテラン記者の目線で執筆のご指導をくださる舟橋良次さん、テーマの一貫しない膨大な連載記事を単行本という一つの形に生まれ変わらせてくださった出版局の永田一周さん、全くの無名だった私に「教えて！けいゆう先生」という連載企画を持ちかけてくださった仙台支社の菅原直道さんを始め、まさに〝自由すぎる〟この連載を長く続けさせてくださる時事通信社の皆様方に、この場を借りて厚く御礼申し上げます。

2020年8月　山本健人

参考文献

第1章

(1) 「医療保険財政への残薬の影響とその解消方策に関する研究(中間報告)」平成27年度厚生労働科学特別研究」
(2) 「注意！高齢者に目立つ薬の包装シートの誤飲事故－飲み込んだPTP包装が喉や食道などを傷つけるおそれも」国民生活センター（http://www.kokusen.go.jp/news/data/n-20100915_1.html）
(3) 「ACP 人生会議」（https://www.med.kobe-u.ac.jp/jinsei/about/index.html）
(4) 「人口動態統計年報死因順位」厚生労働省（https://www.mhlw.go.jp/toukei/saikin/hw/jinkou/suii09/deth8.html）
(5) J Infect Chemother. 2006 Apr.,12 (2) :63-9. PMID: 16648944
(6) 「65歳以上の成人に対する肺炎球菌ワクチン接種に関する考え方（第3版 2019-10-30）」日本感染症学会

第3章

(1) Am J Prev Med. 2005., 29: 302-307
(2) 東京消防庁報道発表資料（https://www.tfd.metro.tokyo.lg.jp/hp-kouhouka/pdf/310107.pdf）
(3) 「救急車利用リーフレット」総務省消防庁（https://www.fdma.go.jp/publication/portal/post9.html）
(4) 「慢性便秘症診療ガイドライン 2017」日本消化器病学会

(5) 「胆石症診療ガイドライン 2016」日本消化器病学会

第4章

(1) 「病院の言葉」を分かりやすくする提案 国立国語研究所 (https://www2.ninjal.ac.jp/byoin/teian/ruikeibetu/teiango/teiango-ruikei-b/tonpuku.html)
(2) 「患者さんと家族のためのがんの痛み治療ガイド増補版」(特定非営利活動法人日本緩和医療学会)

第6章

(1) 「喫煙と健康　喫煙の健康影響に関する検討会報告書」厚生労働省
(2) 緩和ケア .net (http://www.kanwacare.net/kanwacare/)
(3) 「大腸がん治療ガイドライン」２０１９年版大腸癌研究会

第7章

(1) 総務省「平成27年版情報通信白書」(https://www.soumu.go.jp/johotsusintokei/whitepaper/ja/h27/html/nc122310.html)
(2) Ubersuggest で調査
(3) https://headlines.yahoo.co.jp/hl?a=20200416-00000225-kyodonews-soci
(4) https://www.asahi.com/articles/ASN3355GYN33UTIL01B.html

(5) https://www.asahi.com/articles/ASM8743PNM87PTIL00M.html
(6) 「乳がん診療ガイドライン 2018 年版」日本乳癌学会

第8章

(1) 「自転車関連事故に係る分析」 警察庁交通局
(2) 警　視　庁 HP (https://www.keishicho.metro.tokyo.jp/smph/kotsu/jikoboshi/bicycle/bicycle_insurance.html)
(3) 東京消防庁「年末・年始の救急事故をなくそう」
(4) かいごGarden「喉に詰まりにくい代替餅料理」
(5) 日本 ACLS 協会ガイド HP (https://acls.or.jp/dictionary/bls/)

おわりに

(1) 内閣府「令和元年版高齢社会白書」
(2) 厚生労働省「医療保険に関する基礎資料」

監修協力
長山郁恵（長山整形・内科）
油沼（漫画家）

本書は時事通信社の医療情報サイト「時事メディカル」での連載記事を大幅加筆修正したものです。

紹介した事例の中には守秘義務の観点から一部改変したものがあります。

【著者紹介】
山本健人（やまもと・たけひと）
2010年、京都大学医学部卒業。複数の市中病院勤務を経て、現在京都大学大学院医学研究科、消化管外科。Yahoo!ニュース個人オーサー。「外科医けいゆう」のペンネームで医療情報サイト「外科医の視点」を運営し、開設2年で800万PV超を記録。全国各地でボランティア講演なども精力的に行っている。外科専門医、消化器病専門医、消化器外科専門医、感染症専門医、がん治療認定医など。著書に『医者が教える正しい病院のかかり方』（幻冬舎新書）、『医者と病院をうまく使い倒す34の心得 人生100年時代に自分を守る上手な治療の受け方』（KADOKAWA）などがある。

患者《かんじゃ》の心得《こころえ》
高齢者《こうれいしゃ》とその家族《かぞく》が病院《びょういん》に行《い》く前《まえ》に知《し》っておくこと

2020年10月30日　初版発行

著　者：山本健人
発行者：武部 隆
発行所：株式会社時事通信出版局
発　売：株式会社時事通信社
〒104-8178　東京都中央区銀座5-15-8
電話03(5565)2155　https://bookpub.jiji.com/

印刷／製本　株式会社太平印刷社

ISBN978-4-7887-1710-7　C0077　Printed in Japan